U0214735

金匮方歌括

中医启蒙经典·名家校注南雅堂陈修园医书

陈修园
著

陈竹友
点校

俞慎初
审阅

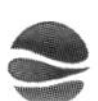
海峡出版发行集团 | 福建科学技术出版社
THE STRAITS PUBLISHING & DISTRIBUTING GROUP | FUJIAN SCIENCE & TECHNOLOGY PUBLISHING HOUSE

图书在版编目（CIP）数据

金匮方歌括 /（清）陈修园著；陈竹友点校. —福州：福建科学技术出版社, 2019. 10

（中医启蒙经典·名家校注南雅堂陈修园医书）

ISBN 978-7-5335-5955-7

Ⅰ. ①金… Ⅱ. ①陈… ②陈… Ⅲ. ①《金匮要略方论》- 方歌 Ⅳ. ①R222.37

中国版本图书馆CIP数据核字（2019）第157837号

书　　名　金匮方歌括

中医启蒙经典·名家校注南雅堂陈修园医书

著　　者　陈修园

点　　校　陈竹友

审　　阅　俞慎初

出版发行　福建科学技术出版社

社　　址　福州市东水路76号（邮编350001）

网　　址　www.fjstp.com

经　　销　福建新华发行（集团）有限责任公司

印　　刷　福州德安彩色印刷有限公司

开　　本　700毫米×1000毫米　1/16

印　　张　9.75

字　　数　119千字

版　　次　2019年10月第1版

印　　次　2019年10月第1次印刷

书　　号　ISBN 978-7-5335-5955-7

定　　价　28.00元

书中如有印装质量问题，可直接向本社调换

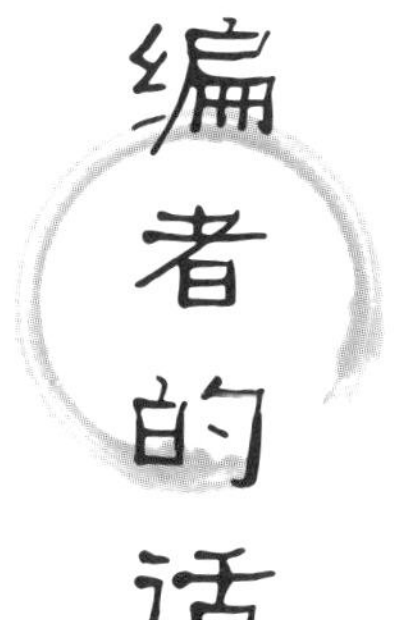

编者的话

陈修园（1753—1823），福建古代名医之一，其善于继承整理古典医籍，功力深厚，涉猎广泛，博采众长，学术上医文并重，法古而不泥古，继承创新并举。他注疏经典，启迪后人，是一位中医科普大家和卓越的教育家。

此套16种陈修园医书（原丛书名为“新校注陈修园医书”）自20世纪80年代由我社出版以来，深受广大中医爱好者和海内外中医界同仁的喜爱，同人脍炙，梨枣再易，总印数达50多万册，并先后荣获首届全国优秀医史文献图书暨中医药工具书银奖、全国首届古籍整理图书三等奖等多项省部级与国家级奖项。为了更好地阐发其学术价值，增强可读性，此次按现行编辑规范全面重新审读和梳理，定名为“中医启蒙经典·名家校注南雅堂陈修园医书”。

与其他陈修园医学丛书不同的是，本套丛书校注者不乏闽派著名临床医家、医史学家、我国首批500名老中医专家，他们中有原福建中医学院院长俞长荣、享医史界“南俞北马”之誉的“南俞”俞慎初教授、五世医家的林庆祥中医师。其次，此套丛书校注既遵从医古文规范精妙到位，又贴合临床，从临床角度多有发挥，更切实用性与启发性。为了凸显本套丛书的校注特色，我们基本还原和保留了校注者的校注原貌。

值此丛书问世之际，我们深切怀念“新校注陈修园医书”的倡导者、组织者、策划者——我国已故著名中医学家、医史大家俞慎初教授。此次，由俞慎初之女、“新校注陈修园医书”原责任编辑、我社原副社长副总编辑俞鼎芬编审组织联系，我们再次探访了几位校注者。在重新整理此丛书的过程中，我们深为老一辈中医药专家对中医事业的认真执着、无私奉献和不懈追求的精神所感动。他们的精神永远铭刻在我们心中，并激励着后人求索奋进。

由于原版书校注年代久远，经过多方努力，仍无法与所有校注者一一取得联系，望校注者或其亲属看到此套丛书后尽快与我社联系，我们将按有关规定寄赠样书并付稿酬。

再次感谢为此套丛书出版倾注大量心血的前辈们！

编者

2019年5月

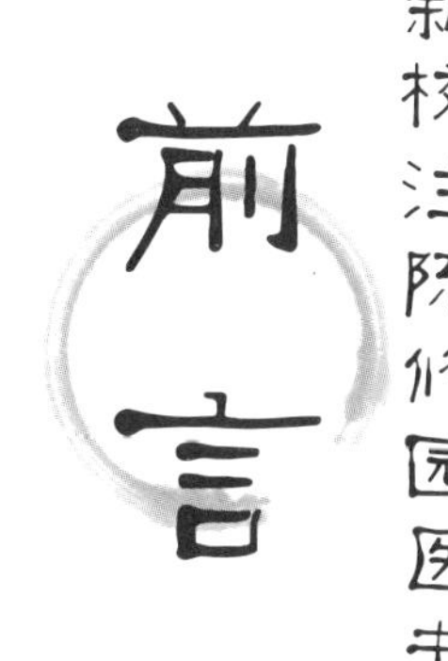

新校注陈修园医书

前言

陈修园（1753—1823），名念祖，福建长乐人。他学识渊博，医理精湛，不仅是一位富有创见的医学理论家和医术超群的临床家，同时也是一位杰出的中医科普作家。

陈氏热爱祖国医学，以继承、发扬这一宝贵的民族文化遗产为己任，孜孜不倦地为之奋斗终身。他对古典医籍的钻研，功力深厚，涉猎广泛，并博取众长，结合个人实践体会，写出许多著作，因而自成一家。特别可贵的是，他不鄙薄貌似浅易的中医普及工作，数十年如一日，本着“深入浅出，返博为约”的精神，采用通俗易懂的文字，阐释古奥艰深的中医学理，为后学者开启了升堂入室的方便之门。

陈氏著作颇多，业经肯定的有《神农本草经读》《时方歌括》《时方妙用》《医学三字经》《医学实在易》《医学从众录》《伤寒论浅注》《金匮要略浅注》《伤寒真方歌括》《金匮方歌括》《长沙方歌括》《景岳新方八阵砭》《灵素集注节要》《女科要旨》《十药神书注解》《伤寒医诀串解》等十六种，包括了从基础到临床，从入门、普及到提高等方面的内容，体现了陈氏的理论、心法和经验。其文字质朴洗炼，畅达优美，歌诀音韵，脍炙人口；其内容深入浅出，切于实用。有人称道他的文章是“连篇累牍而不繁，寥寥数语而不漏”。他的著作，一百多年来流传广泛、影响深远，成为中医自学与教学的重要书籍。

因此，搜集、整理陈氏的医学论著，并加以发扬光大，是中医学术界一项责无旁贷的任务。为此，我们选择了陈修园著作的适当版本，进行了校勘、注释和标点断句，并由福建科学技术出版社分册出版。

祖国医学在漫长的历史发展过程中，虽然几经摧残，但仍人才辈出，代有名家，经验日益丰富，理论不断发展。此中道理，值得探讨。我们希望通过陈修园著作的校注出版，有助于更好地，全面、系统、深入地研究陈氏的学术成就和学术思想；有助于探索中医名家的成长道路，摸索中医人才的培养规律；同时，也给中医临床、教学、授徒与自学提供一份宝贵的参考资料。

然而，由于时代的局限和遵古太甚，陈氏对于祖国医药学的发展，难免认识不足，对持不同学术观点医家的批评，未免失之过激，这是学习、研究陈修园学术思想时应该注意的问题。

中华全国中医学会福建分会
“新校注陈修园医书”校注组
1981年8月

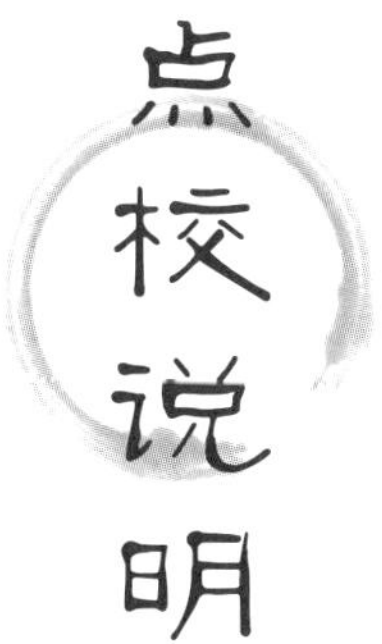

一、本书以上海锦章书局印行的《陈修园先生医书新增七十二种》、三星书店发行的《陈修园医书四十八种》本、光绪十八年上海图书集成印书局本和上海科学技术出版社1958年本为主互参，并参阅其他有关医书，如《医宗金鉴》《金匮要略选读》等，择优而从，对文字、词汇、句法和版本进行认真校勘。

二、本书卷次、顺序、体例均依原书排列。原书中的双行小字，今统一改为单行小字。繁体字竖排改为简化字横排，并采用现代标点，排式变更造成的文字含义变化，予径改，如“右六味”改为“上六味”，不出注。

三、原书目录与正文有出入时，依据其正文实际内容予以调整，力求目录与正文标题一致，不另出注。

四、凡明显刊误错字，予径改，不出注；对其中错简、脱漏及衍文等，均出注说明。

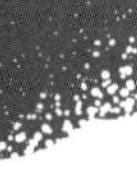

五、原文中的通假字、古今字，或改为简化字，或保留原字并酌情出注。异体字均改为简化字。

六、原文中某些中药名和中医专业术语与今通行名不同者，为保留古书原貌和时代特色，不作修改。

七、凡原文中不易理解的词句、典故、中医名词术语及名人事略等多作了简明注释，对个别难字、僻字，还加注汉语拼音、同音字及意义。为避免重复，凡重复出现的僻难字句、医学术语、名家生平事略等，仅在首次出现时予以注释，再次出现则予从略。

八、为保留古籍原貌，原文的观点及理论不作任何删改，药物剂量亦采用旧制，个别当今已禁用或改用替代品的药物也未作改动，请读者注意甄别。

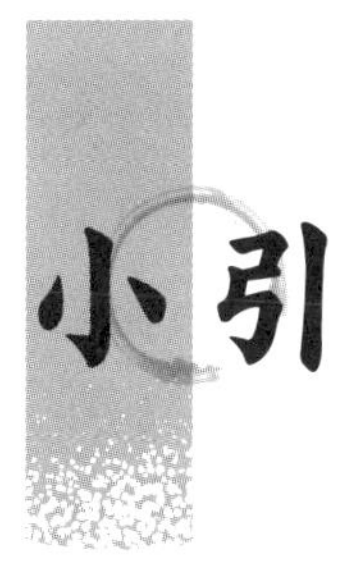

小引

辛未秋孟[1]，元犀趋保阳，承膝下欢[2]。窃见家君公事稍暇[3]，取《伤寒》《金匮》等书，业已三四注者，而又更易其稿。《伤寒论浅注》已竣，《金匮浅注》亦成其半，晦明间乐此不倦[4]。元犀欲以高年节劳为请，然而不敢遽请也[5]。一日，命元犀取《金匮方》，按分两并煮服等法韵注之，仿《伤寒一百一十三方歌括》体裁[6]。元犀退而遵训，拟作六卷。家君见而乐之，遂即改正，命缮附于《金匮浅注》之后。

嘉庆十六年重九前一日[7]，次男元犀识于保阳旅寓

〔1〕辛未：1811 年，即清嘉庆十六年。 秋孟：秋季的第一个月，即阴历七月。
〔2〕膝下欢：子女与父母欢聚。 膝下：表示对父母的尊敬。
〔3〕家君：对别人称自己的父亲。此指陈修园。
〔4〕晦明：黑夜和白昼。
〔5〕遽（jù 据）：就。
〔6〕《伤寒一百一十三方歌括》：即《伤寒真方歌括》。
〔7〕重九前一日：阴历九月初八。 重九：节令名，阴历九月初九，也称“重阳”。

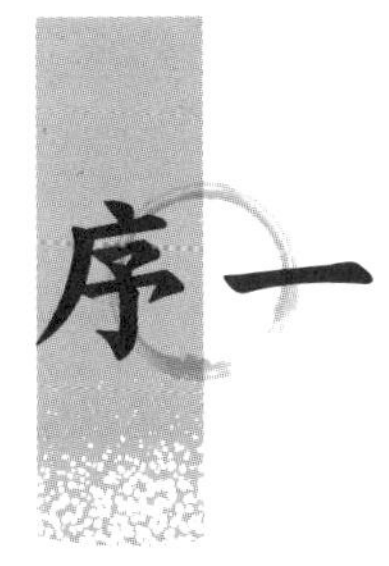

序一

《汉书·艺文志》载《黄帝内经》十八篇[1]，无《素问》《灵枢》之名。洎晋·皇甫谧《甲乙经·序》始称为《针经》九卷[2]、《素问》九卷。或云《黄帝九灵经》。至唐·王冰更名为《灵枢》。《九灵》独详于针，故皇甫称为《针经》。然则《素问》之名，晋已有之；《灵枢》之名，唐始著录，其实不越《内经》一书，特后世称名或别耳[3]。

夫医家之于《内经》，犹儒家之四子书也[4]。日月江河，万古不废；惟奥窔之旨[5]，不善解者，遂至贻误后来。此修园先生《节要浅注》之所由作也。

先生以名孝廉为贤有司，活人以数十万计，每投刀圭[6]，无不立愈，天下望之若华扁[7]。然凡所刊《伤寒》《金匮》若干种，海内已不胫而走，

〔1〕《汉书·艺文志》：是汉代著名历史学家班固（32—92）所作。

〔2〕洎（jì 记）：到。

〔3〕特：只是；仅仅。

〔4〕儒家之四子书：即《大学》《中庸》《论语》《孟子》。

〔5〕奥窔（yào 要）：幽深奥妙。窔，深也。

〔6〕刀圭：古代量取药末的用具，此指药物。

〔7〕华扁：指华佗与扁鹊。

奉为圭臬[1]。盖能依古法而参以时方，权衡悉中，非胶柱者所可同日语焉[2]。是书之阐明古训，语简而赅，沾益后学[3]，畀以津梁[4]，犹初志也。古所云良医与良相同功，微斯人其谁与归[5]？是为序。

同治乙丑侯官杨浚雪沧[6]

〔1〕圭臬：准则。圭，测日影器；臬，射箭的标的。
〔2〕胶柱者：拘泥不知变通的人。
〔3〕沾益后学：使后来学医的人凭此受益。
〔4〕畀（bì 币）：给予；付与。
〔5〕微：非。
〔6〕同治乙丑：1865年。 侯官：今属福州市。

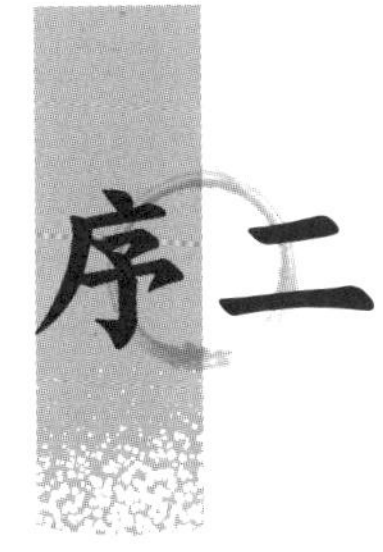

序二

窃闻医之有仲景，犹儒之有孔子也。仲景治黄岐之学而综其要，犹孔子祖尧舜之道而集其成也。《金匮》《伤寒论》等书，注之者以王叔和、张隐庵、张令韶为最[1]，余子皆不及之，以至于今，窥其微者益少矣。

吾乡陈修园先生宰畿辅[2]，退公之余，操是术以救世，岁活人甚多，而又恐其可以救一时而不可以济千古也，著《伤寒论》《金匮浅注》，及《伤寒救症》《经读》《时方》《三字经》等四种，明白简约，斟酌尽当，厥功伟矣[3]！冢嗣古愚得其传[4]，著《长沙歌括》六卷，所以便《伤寒论浅注》之读也。而《金匮浅注》未及梓行，故歌括未作。仲嗣灵石先生世其业[5]，益有声，真所谓能读父书者。余自京师旋乡里，盖已闻而慕之，继得微疾，医无一当者，迹其名往访之，一剂而愈，益以叹先生之神也。先生继父志，既为梓《金匮浅注》十卷，复踵成其未备者，成《金匮歌括》六卷，而《金匮浅注》亦自是以行，且自是易读矣。夫孝莫大于继志，而德莫大于救人。

〔1〕张隐庵：名志聪，清代浙江钱塘人。著有《素问集注》《灵枢集注》《金匮要略注》等。　张令韶：名锡驹，清代钱塘人。著有《伤寒论直解》等。

〔2〕宰畿辅：在京都附近的地区做官。

〔3〕厥（jué 决）：其。

〔4〕冢嗣：长子。冢，长。嗣，儿子。

〔5〕仲嗣：次子。仲，老二。

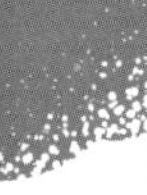

先生以继志之能，存救人之隐，是又与古愚先生同为可敬者，诚不可无以表其能而彰其隐也。于其成，谨作序以与之。

道光十六年岁次丙申春正月愚弟江鸿升拜撰〔1〕

〔1〕道光十六年岁次丙申：1836年。

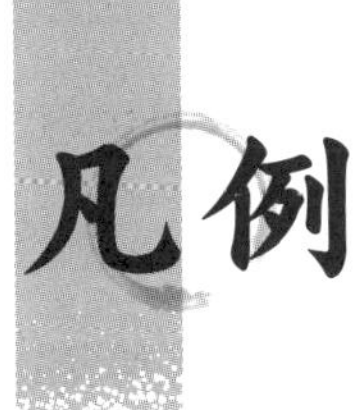

凡例

一 方中分两、煮法、服法，俱遵原本。但古今之权量不同，汉之一两，今止二钱零。予遵程氏活法，每方取古方三分之一，以作一剂；又从二剂中取三分之一为一服，每剂分为三服。如桂枝汤原方生姜、桂枝、芍药各三两，今一剂此数味用各九钱，分而三之，是每服此数味各三钱是也；甘草二两，今一剂用六钱，分而三之，是此味每服二钱是也；大枣全料用十二枚，今照数不减者，以秤则随时不同，而枣之分枚则一也，分而三之，是此味每服四枚是也；啜粥、温覆、禁忌，俱依古法。余仿此。

一 每方歌括之后，必加方解，间有治法方法；意义既详于歌中者，不复于方后再解。

一 前贤名言精论，千古不磨者，本集或于歌中，或于注中，采集不遗。间有未惬于心者[1]，取原文细绎其旨，求其合于《内经》，又与《难经》之言相为表里，参之《千金》《外台》之说相发明者，而后补注之。尝阅《吴医汇讲》，以独开生面、不袭老生常谈为高，而予正与之相反。览斯集者，必以剿说病之[2]，然而甘受而不辞也。

一 《伤寒》《金匮》之方，皆出伊圣《汤液经》[3]，说见《艺文志》，

〔1〕惬：恰当。

〔2〕剿（chāo 超）说：窃取别人之说为己说。

〔3〕伊圣：即商代伊尹，著有《汤淡本草》，古人称之为亚圣之才。

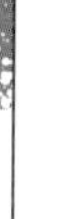

其方通造化之微，不可以寻常寒温补泻之说以窥测之，且其用法，俱本《神农本草经》。若执宋元后之本草，及李时珍《纲目》，汪讱庵《备要》等，查对药性，失之远矣。家君刻有《神农本草经读》行世，凡读《伤寒》《金匮》者，不可一日离之。

一 《金匮》附方，虽系后人赘入，而方引药味，却亦不凡，今低一字以别之。

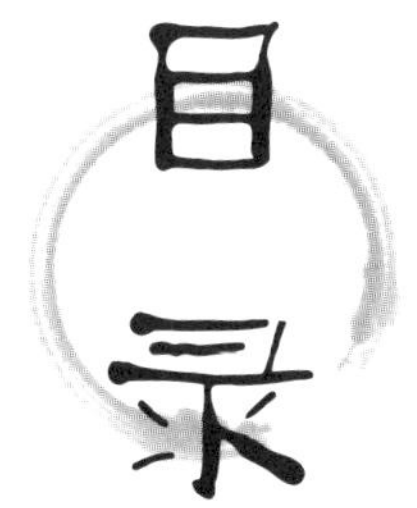

目录

金匮方歌括

清　陈念祖修园　著
长男　蔚古愚　参订
次男元犀灵石　韵注
孙男　心典徽庵　心兰芝亭　同校字

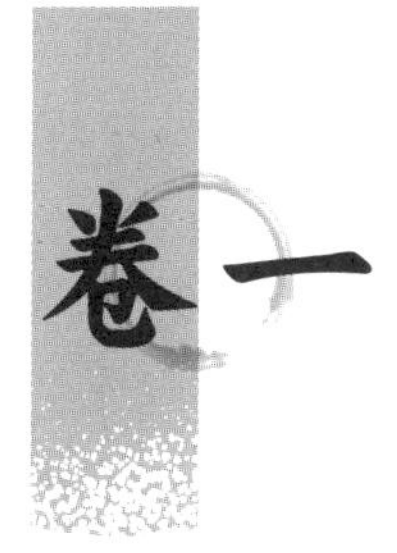

卷一

痉湿暍病方

● 栝蒌桂枝汤

治太阳病，其症备，身体强几几[1]，然脉反沉迟[2]，此为痉病[3]，此汤主之。

栝蒌根　桂枝　生姜切　芍药各三两　甘草三两，炙　大枣十二枚，擘

上六味㕮咀[4]，以水九升，微火煮取三升，温分三服，微汗。汗不出，

[1] 身体强：周身强直不柔。　几（shū 殊）几：形容颈项拘急之状。

[2] 反：太阳表证当脉见浮缓，今脉见沉迟，故言“反”。

[3] 痉：本篇所论，从证候和治疗方面来看，少部分由于误治引起，但大多数是由于感受风寒之邪引起，与后世在热病中所论的痉病证候是不同。

[4] 㕮咀：在无铁器的时代，用口将药物咬碎，如豆粒大小，以便服用。后引申为将药物切细、捣碎、锉末，如经过咀嚼一般，称为“㕮咀”。

食顷，啜热粥发。

歌曰：太阳症备脉反沉迟，身体几几欲痉时；三两蒌根姜桂芍，二甘十二枣枚宜。

元犀按：痉是血虚筋燥为病[1]；言湿者，是推其未成痉之前，湿气挟风，而郁成内热也。本条云：太阳症备，脉反沉迟者，此沉迟乃血虚所致，非脏寒症也。故以桂枝汤和营卫以祛风；加栝蒌根则清气分之热，而大润太阳既耗之液，则经气流通，风邪自解，湿气自行，筋不燥而痉愈矣。

又按：方中姜、桂合甘、枣，为辛甘化阳；芍药合甘、枣，为苦甘化阴；阴阳和则得微汗而邪解矣。啜粥则又资阳明之谷气以胜邪，更深一层立法。但项背几几、脉浮数者，为风淫于外而内之津液未伤，故加葛根以宣外；脉沉迟者，为风淫于外而内之津液已伤，故加栝蒌根以滋内，以栝蒌根苦寒润燥之功大也。《内经》云：肺移热于肾，传为柔痉。庞安常谓：此方栝蒌根不主项强几几，其意以肺热不令移于肾也[2]。此解亦超。

● 葛根汤歌见《长沙方歌括》

治太阳病，无汗而小便反少，气上冲胸，口噤不得语，欲作刚痉，此汤主之。

葛根　麻黄　甘草　芍药　桂枝　生姜　大枣

元犀按：无汗例用麻黄汤，然恶其太峻，故于桂枝汤加麻黄以发汗，君葛根以清经络之热，是发表中寓养阴之意也。又此方与前方皆是太阳中兼阳明之药，以阳明主宗筋也[3]。

---

〔1〕筋燥：筋脉强急不和。

〔2〕庞安常：名安时，宋代医学家，蕲州蕲水人，著有《伤寒总病论》等。　此方栝蒌根不主项强几几……移于肾也：引文见《伤寒总病论》，原文为“栝蒌不主中风，强项几几，其意治肺热，令不移于肾也”。

〔3〕阳明主宗筋：《素问·痿论》曰：“阳明者，五脏六府之海，主润宗筋，宗筋主束骨而利机关也。”宗筋，三阴三阳的经筋会合于前阴部，故称。

●大承气汤歌见《长沙方歌括》

治痉病胸满、口噤、卧不著席[1]，脚挛急[2]，必齘齿[3]，可与此汤。

大黄　厚朴　枳实　芒硝

元犀按：胸满、口噤、脚挛急、齘齿等证，皆热甚灼筋，筋急而甚之象，以此汤急下而救阴。齘牙药不能进，以此汤从鼻中灌之。

●麻黄加术汤

治湿家身烦疼，发其汗为宜，慎不可以火攻之，宜此汤主之。

麻黄去节，三两　桂枝二两　甘草炙，一两　白术四两　杏仁去皮尖，七十个

上五味，以水九升，先煮麻黄，减二升，去上沫，内诸药，煮取二升半，去滓，温服八合，覆取微汗。

歌曰：烦疼湿气裹寒中，发汗为宜忌火攻；莫讶麻黄汤走表[4]，术加四两里相融。

元犀按：身烦疼者，寒湿之邪著于肤表也。肤表实，故无汗。无汗，则邪无从出矣。方用麻黄汤发肤表之汗，以散表寒，又恐大汗伤阴，寒去而湿反不去，加白术补土生液，而助除湿气，此发汗中寓缓汗之法也。又白术补脾驱湿之功甚大，且能助脾之转输而利水。观仲祖用术各方可知[5]。今人炒燥、炒黑、上蒸、水漂等制，皆失经旨。

●麻黄杏仁薏苡甘草汤

治病者一身尽疼，发热日晡所剧者，此名风湿。此病伤于汗出当风，

---

〔1〕卧不著席：腰背强直，挺卧腰部不能贴席。

〔2〕脚挛急：脚牵引不适或自觉紧缩感。

〔3〕齘（xiè 械）齿：牙关紧闭、上下牙齿相摩切。

〔4〕讶：惊奇。

〔5〕仲祖：指张机，字仲景。

或久伤取冷所致也。

麻黄半两　杏仁去皮尖，十个　薏苡半两　甘草炙，一两

上锉麻豆大，每服四钱匕，水一盏半，煎八分，去滓，温服，有微汗，避风。

歌曰：风湿身疼日晡时，湿无去来，风有休息，与上节湿家分别在此。当风汗出当风。取冷久伤取冷。病之基；薏麻半两十枚杏，炙草扶中予其胜湿之权。一两宜。

【参】以上二方，为湿家立法也。又有风湿之证，其痛轻掣不可屈伸，非如湿家之痛，重著不能转侧，且湿家发热，旦暮不殊，风湿发热，日晡增甚，晡，申时也。阳明旺于申酉戌，土恶湿，今风湿所干，当其旺时，邪正相搏，则反剧也。湿无去来，风有休作，故名风湿。然言风，寒也在其中。观原文云：汗出当风，或久伤取冷，意可知矣。盖痉病非风不成，湿痹无寒不作，方中麻黄散寒；薏苡除湿；杏仁利气，助麻黄驱寒之力；甘草补中，予薏苡胜湿之权。制方之精密如此。

● 防己黄芪汤

治风湿脉浮，身重，汗出恶风者主之。

防己一两　甘草炙，半两　白术七钱半　黄芪一两一分（一本用一两）

上锉麻豆大，每服五钱匕，生姜四片，大枣一枚，水盏半，煎八分，去滓温服。喘者加麻黄半两，胃中不和者加芍药二分，气上冲加桂枝三分，下有陈寒者加细辛三分。服后当如虫行皮中，从腰下如冰，后坐被上，又以一被绕腰下，温令微汗，差。

歌曰：身重脉浮汗上节无汗，故用麻黄发之；此节汗出，止用防己驱之。恶风，七钱半术五钱甘草通，己芪一两磨分服，每服五钱匕。四片生姜一枣充。

加减歌曰：喘者再入五钱麻，胃不和兮芍药加，三分分字去声读，七钱五分今不差，寒取细辛气冲桂，俱照三分效可夸，服后如虫行皮里，腰下如冰取被遮，遮绕腰温得微汗，伊岐秘法阐长沙。

【合参】上方治实邪无汗，即桂枝、麻黄二汤例也。虚汗自出，故不用麻黄以散之，只用防己以驱之。服后如虫行，及腰下如冰云云，皆湿气下行之征也。然非芪、术、甘草，焉能使卫阳复振而驱湿下行哉？

元犀按：张隐庵《本草经注》云：防己生于汉中者，破之纹如车辐〔1〕，茎藤空通，主通气行水，以防己土之药，故有防己之名。《金匮》治水、治痰诸方，盖取气运于上，而水能就下也。李东垣谓：防己乃下焦血分之药，上焦气分者禁用等论，张隐庵历历指驳，使东垣闻之，当亦俯首无词。噫！不读《神农本经》而妄为臆说，甘为伊岐之罪人，复何责焉？防己功用，余先君注有《神农本草经》，议论甚详，毋庸再赘。

●桂枝附子汤

桂枝　附子　生姜　甘草　大枣

●白术附子汤

附子　白术　生姜　甘草　大枣

●甘草附子汤

甘草　附子　桂枝　白术

以上三方歌解、证治俱见《长沙方歌括》。

●白虎人参汤歌见《长沙方歌活》

太阳中热者，暍是也〔2〕，汗出恶寒、身热而渴者主之。

知母　石膏　甘草　粳米　人参

元犀按：白虎，西方神名也，其令为秋，其政清肃。凉风至，白露降〔3〕，

〔1〕车辐：即车轮中点的圆木，可以插轴的部分。

〔2〕暍（yē 椰）：热病发于夏季为暍。

〔3〕白露：二十四节气之一。此指“霜露”。

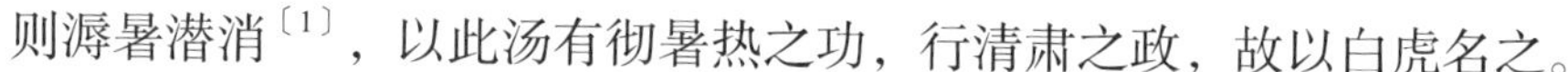

则溽暑潜消[1]，以此汤有御暑热之功，行清肃之政，故以白虎名之。

●一物瓜蒂汤

治太阳中暍，身热疼重而脉微弱。此以夏月伤冷水，水行皮中所致也，此汤主之。

瓜蒂二七个[2]

上剉，以水一升，煮取五合，去滓温服[3]。

歌曰：暍病阴阳认要真，热疼身重得其因；暑为湿恋名阴暑，二七甜瓜蒂可珍。

元犀按：此物能去水气，水去则暑无所依而自愈矣。

尤在泾云：暑虽阳邪，而气恒与湿相合，阳求阴之义也；暑因湿入，而暑反居湿之中，阴包阳之象也[4]。

又云：暑之中人也，阴虚而多火者，暑即寓于火之中，为汗出而烦渴；阳虚而多湿者，暑即伏于湿之内，为身热而疼重。故暑病恒以湿为病，而治湿即所以治暑。瓜蒂苦寒，能吐，能下，去身面四肢水气，水去而暑解。此治中暑兼湿者之法也[5]。

---

〔1〕溽（rù 入）暑：又湿又热。指盛夏的气候。

〔2〕瓜蒂二七个：《金匮要略·痉湿暍》为“瓜蒂二十个”。

〔3〕温服：《金匮要略·痉湿暍》为“顿服”。

〔4〕尤在泾：名怡，清代江苏吴县人，自号饲鹤山人，著有《伤寒贯珠集》《金匮要略心典》等。引文见《金匮要略心典·痉湿暍病脉证治》。

〔5〕暑之中人也……此治中暑兼湿者之法也：引文见《金匮要略心典·痉湿暍病脉证治》。

百合狐惑阴阳毒方

总歌：百合尤云：百脉朝于肺，以肺为主[1]。病从百脉成，起居冒昧各难名[2]；药投吐利如神附，头痛参观溺更明。以溺时头痛为辨，盖百脉之所重，在少阴、太阳，以太阳统六经之气，其经上循巅顶，下通水道，气化不行，乃下溺而上头痛；少阴为生水之源，开闭涩乃溺而淅然。

●百合知母汤

百合病发汗后者，此方主之。

百合十枚　知母三两

上先以水洗百合，渍一宿，当白沫出，去其水，别以泉水二升煎取一升，去滓；别以泉水二升煎知母取一升，后合煎取一升五合，分温再服。

歌曰：病非应汗汗伤阴，知母当遵三两箴[3]；渍去沫涎七枚百合，别煎泉水是金针。诸方煎法俱同。

元犀按：百脉俱朝于肺，百脉俱病，病形错杂，不能悉治，只于肺治之。肺主气，气之为病，非实而不顺，即虚而不足。百合能治邪气之实，而补正气之虚；知母入肺金，益其水源，下通膀胱，使天水之气合，而所伤之阴转，则其邪从小便出矣。若误汗伤阴者，汗为阴液，阴液伤，故以此汤维其阳，维阳即所以救阴也。

王晋三本文云[4]：百脉一宗，明言病归于肺。君以百合甘凉清肺，即此可疗此疾，再佐以各经清解络热之药，治其病所从来。当用先后煮法，使不悖于手足经各行之理；若误汗伤太阳者，溺时头痛，以知母救肺之阴，使

〔1〕尤：尤在泾。　百脉朝于肺，以肺为主：语义引自《金匮要略心典·百合狐惑阴阳毒病脉证治》。

〔2〕冒昧：轻率、鲁莽。在此意为“失常”。

〔3〕箴（zhēn 贞）：规劝，劝告。

〔4〕王晋三：名子接，清代长洲人，著有《绛雪园古方选注》《得宜本草》等。

膀胱水府知有母气，救肺即所以救膀胱，是阳病救阴之法也[1]。

●百合滑石代赭石汤

百合病下之后者，此汤主之。

百合擘，七枚　滑石碎，绵裹，三两　代赭石碎，绵裹如弹丸大，一枚

上先煎百合如前法，别以泉水二升，煎滑石、代赭石，取一升，去滓后合和重煎，取一升五合，分温服五合。

歌曰：不应议下下之差，既下还当竭旧邪；百合七枚赭弹大，滑须三两效堪夸。

元犀按：误下者，其热必陷，热陷心伤下焦之阴，故以百合清补肺金，引动水源，以代赭石镇离火[2]，而不使其上腾；以滑石导热气，而能通水府，则所陷之邪从小便而出，自无灼阴之患矣，此即见阳救阴法也。

王晋三云：误下伤少阴者，溺时淅然，以滑石上通肺，下通太阳之阳，恐滑石通府利窍，仍蹈出汗之弊，乃复代赭石重镇心经之气，使无汗泄之虞，是阴病救阳之法也[3]。

●百合鸡子黄汤

百合病吐之后者，此方主之。

百合七枚　鸡子黄一枚

上先煎百合如前法，取一升，去滓，内鸡子黄搅匀，煎五分，温服。

歌曰：不应议吐吐伤中，中者，阴之守也。必伏阴精上奉功[4]；《内经》云：阴精上奉，其人寿。百合七枚洗去沫，鸡黄后入搅浑融。

〔1〕百脉一宗……是阳病救阴之法也：引文见《绛雪园古方选注·内科·百合知母汤》。

〔2〕离火：心火。离，八卦之一，象征火，心属火。

〔3〕误下伤少阴者……是阴病救阳之法也：引文见《绛雪园古方选注·内科·滑石代赭汤》。

〔4〕伏：通“服”。佩服。

元犀按：吐后伤中者，病在阴也。阴伤，故用鸡子黄养心胃之阴，百合滋肺气，下润其燥。胃为肺母，胃安则肺气和而令行，此亦用阴和阳，无犯攻阳之戒。

王晋三云：误吐伤阳明者，以鸡子黄救厥阴之阴，以安胃气。救厥阴，即所以奠阳明，救肺之母气，是亦阳病救阴之法也〔1〕。

●百合地黄汤

百合病，不经吐、下、发汗，病形如初者，此汤主之。

百合七枚　生地黄汁一升

上先煎百合如前法，取一升，去滓，内地黄汁，煎取一升三合，温分再服。中病勿更服，大便当如漆。

歌曰：不经汗下吐诸伤，形但如初守太阳；迁延日久，始终在太阳经不变者。地汁一升百合七，阴柔最是化阳刚。

元犀按：病久不经吐、下、发汗，病形如初者，是郁久生热，耗伤气血矣。主以百合地黄汤者〔2〕，以百合苦寒清气分之热，地黄汁甘润泄血分之热，皆取阴柔之品以化阳刚，为泄热救阴法也。中病者，热邪下泄，由大便而出矣，故曰如漆色。

●百合洗方

百合病一月不解，变成渴者，此方主之。

百合一升

上以水一升，渍之一宿，以洗身已，食煮饼，勿以盐豉也。

歌曰：月周不解渴因成，邪热流连肺不清；百合一升水一斗，洗身食饼不和羹。勿以盐豉。

〔1〕误吐伤阳明者……是亦阳病救阴之法也：引文见《绛雪园古方选注·内科·百合鸡子汤》。

〔2〕主以：光绪十八年上海图书集成印书局版作“主之”。

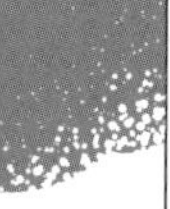

【合参】皮毛为肺之合，洗其外，亦所以通其内也。又食煮饼者，假麦气、谷气以输津。勿以盐豉者，恐盐味耗水以增渴也。

● 栝蒌牡蛎散

百合病渴不差者，此散主之。

栝蒌根　牡蛎熬。等分

上为细末，饮服方寸匕，日三服。

歌曰：洗而仍渴属浮阳，牡蛎蒌根并等量；研末饮调方寸匕，寒兼咸苦苦寒、咸寒效逾常。

元犀按：洗后而渴不差，是内之阴气未复。阴气未复，由于阳气之亢，故用牡蛎以潜其阳，栝蒌根以生其津，津生阳降，而渴愈矣。

● 百合滑石散

百合病，变发热者，此散主之。

百合炙，一两　滑石三两

上为散，饮服方寸匕，日三服，当微利者止服，热则除。

歌曰：前此寒无热亦无，首章言如寒无寒，如热无热。变成发热热甚虞；清疏滑石宜三两，百合烘筛一两需。

元犀按：百合病原无偏热之证，变发热者，内热充满，淫于肌肤，非如热之比。主以百合滑石散者，百合清金泻火降逆气，从高源以导之；滑石退表里之热，利小便，二味合为散者，取散以散之之义，散调络脉于周身，引内外之热气，悉从小便出矣。

● 甘草泻心汤

治狐惑病，状如伤寒，默默欲眠，目不得闭，卧起不安（蚀于咽喉为惑，蚀于阴为狐），不欲饮食，恶闻食臭，其面目乍赤、乍黑、乍白。蚀于上部则声嗄，宜此汤，蚀于下部则咽干，宜苦参汤洗之；蚀于肛者，雄黄熏之。

甘草炙，四两　黄芩　干姜　人参各三两　半夏半升　黄连一两　大枣十二枚

上七味，以水一斗，煮取六升，去滓，再煎取三升，温服一升，日三服。

歌曰：伤寒论中甘草泻心汤，却妙增参三两匡，彼治痞成下利甚，此医狐惑探源方。

元犀按：虫有情识，故能乱有情识之心脏而生疑惑矣。虫为血化之物，故仍归于主血之心[1]。方且类聚群分，若有妖妄，凭借而然，其实不外本身之血气以为祟耳。此方补虚而化湿热，杂以辛苦之味，名曰泻心，意深哉！

● 苦参汤

苦参一升，以水一斗，煎取七升，去滓，熏洗，日三。

庞安时《伤寒总病论》用苦参半斤，槐白皮、狼牙根各四两，煎，熏洗之[2]。

● 雄黄熏法

雄黄一味为末，筒瓦二枚合之，烧向肛熏之。

歌曰：苦参汤是洗前阴，下蚀从下而冲于上。咽干热最深；更有雄黄熏法在，肛门虫蚀亦良箴。蚀在肛者发痒，俗呼脏头风。

元犀按：蚀于喉为惑，蚀于阴为狐。狐惑病乃感风木湿热之气而生，寒极而化也。苦参苦寒，气清属阳，洗之以通阳道；雄黄苦寒，气浊属阴，熏之以通浊道，但雄黄禀纯阳之色，取其阳能胜阴之义也。熏洗二法，按阴阳分配前后二阴，此又别其阴中之阴阳也。二味俱苦寒而燥者，苦以泻火，寒以退热，燥以除湿，湿热退而虫不生矣。

〔1〕主血之心：光绪十八年上海图书集成印书局版作“生血之心”。

〔2〕用苦参半斤……熏洗之：引文见商务印书馆发行的《伤寒总病论·札记·卷第二》，原文为“张本另提行起，有苦参半斤，槐白皮四两，狼牙根四两，右剉，以水五升煎三升半，洗之，云云”。

● 赤小豆当归散

治脉数，无热微烦，默默但欲卧，汗出；初得之三四日，目赤如鸠眼，七八日，目四眦黑，若能食者，脓已成也，此方主之；并治先便后血。

赤小豆三升，浸令芽出，曝干　当归十分

上二味，杵为散，浆水服方寸匕，日三服。

歌曰：眼眦赤黑变多般，小豆生芽曝令干；豆取三升归十分，杵调浆水日三餐。

元犀按：此治湿热侵阴之病，大抵湿变为热，则偏重于热。少阴主君火，厥阴主风木，中见少阳相火，病入少阴，故见微烦，默默但欲卧等证；病入厥阴，故目赤现出火色，目眦黑，现出火极似水之色，主以赤豆去湿，清热解毒，治少阴之病；当归导热养血，治厥阴之病；下以浆水，以和胃气。胃气与少阴和，则为火土合德；胃气与厥阴和，则为土木无忤。微乎！微乎！

又按：或谓是狐惑病，或谓是阴阳毒病，然二者皆湿热蕴毒之病，《金匮》列于二证交界处，即是承上起下法。

● 升麻鳖甲汤

治阳毒病[1]，面赤斑斑如锦纹，咽喉痛，吐脓血，五日可治，七日不可治，此汤主之。

升麻二两　当归　甘草各一两　蜀椒炒去汗，一两　鳖甲手指大一片，炙　雄黄半两，研

上六味，以水四升，煮取一升，顿服之。老小再服取汗。阴毒去蜀椒、雄黄。

歌曰：面赤斑纹咽痛毒为阳，鳖甲周围一指量，半两雄黄升二两，椒归

〔1〕阳毒病：感受疫毒所致的一种病证，本证类似后世所称之温疫、温毒发斑，以其面赤而称阳毒。据原文所指和历代医家的意见，很可能阴阳毒病是一种急性的发斑性传染病，陆渊雷等认为即后世所指的发斑。

一两草同行。

元犀按：非常灾疠之气[1]，从口鼻而入咽喉，故阴阳二毒皆咽痛也。阴阳二证，不以寒热脏腑分之，但以面赤斑纹、吐脓血，其邪著于表者，谓之阳；面目青，身痛如被杖，其邪隐于表中之里者，为阴。

● 升麻鳖甲汤去雄黄蜀椒

治阴毒病，面目青，身痛如被杖，咽喉痛，五日可治，七日不可治，此汤主之。

歌曰：身疼咽痛面皮青，阴毒苛邪隶在经[2]，阴毒以面不赤而青，身不斑纹而痛如被杖别之，二证俱咽痛，俱五日可治、七日不可治。即用前方如法服，四味照前法服。椒黄务去特丁宁[3]。蜀椒、雄黄二物，阴毒用之者，以阳从阳，欲其速散也，阴毒去之者，恐阴邪不可劫，而阴气反受损也。

王晋三云：升麻入阳明、太阳二经，升清逐秽，辟百邪，解百毒，统治温疠阴阳二病。如阳毒为病，面赤斑如锦纹；阴毒为病，面青、身如被杖、咽喉痛。毋论阴阳二毒，皆已入营矣，但升麻仅走二经气分，故必佐当归通络中之血，甘草解络中之毒，微加鳖甲守护营神，俾椒、黄猛劣之品攻毒透表，不能乱其神明；阴毒去椒、黄者，太阴主内，不能透表，恐反动疠毒也。《肘后》《千金方》阳毒无鳖甲者，不欲其守，亦恐其留恋疠毒也[4]。”

---

〔1〕灾疠：引申为“热极”。灾，火灾。疠，瘟疠。

〔2〕隶：附属，属于。

〔3〕丁宁：反复地嘱咐。也作“叮咛”。

〔4〕升麻入阳明……亦恐其留恋疠毒也：引文见《绛雪园古方选注·内科·升麻鳖甲汤》。

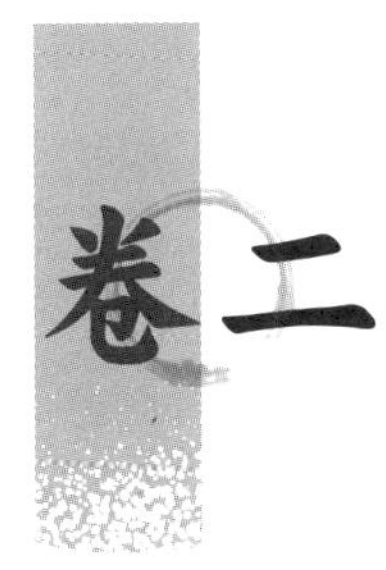

卷二

疟病方[1]

●鳖甲煎丸

治疟病以月一日发，当十五日愈；设不差，当月尽解[2]；如其不差，结为癥瘕，名曰疟母，急治之，宜此丸主之。

鳖甲十二分，炙　乌扇三分，烧，即射干　黄芩三分　柴胡六分　鼠妇[3]三分，熬　干姜　大黄　桂枝　石韦去毛　厚朴　紫葳即凌霄　半夏　阿胶　芍药　牡丹皮　䗪虫各五分　葶苈　人参各一两　瞿麦二分　蜂窠四分，炙　赤硝十二分　蜣螂六分，熬　桃仁二分

上二十三味，为末，取煅灶下灰一斗[4]，清酒一斛五升浸灰，俟酒尽一半，著鳖甲于中，煮令泛滥如胶漆，绞取汁，内诸药煎，为丸如梧子大，空心服七丸，日三服。附：《千金方》用鳖甲十二片，又有海藻三分，大戟一分，无鼠妇、赤硝二味。

歌曰：寒热虚实相来往，全凭阴阳为消长；天气半月而一更，人身之气亦相仿。否则天人气再更，邪行月尽差可想，疟病一月不能瘥，疟母结成癥瘕象。《金匮》急治特垂训，鳖甲赤硝十二分，方中三分请详言，姜芩扇

〔1〕疟病：即疟疾，本篇将疟病分为瘅疟、温疟、牡疟三类论述。

〔2〕当月尽解：指十五日不愈，又要更一旺气，即再过十五日，共三十日病应痊愈。

〔3〕鼠妇：又名鼠负，即地虱。

〔4〕煅灶：即煅铁灶中的灰，也叫炉灰。

妇朴苇问，葳胶桂黄亦相均，相均端令各相奋。君不见十二减半六分数，柴胡蜣螂表里部，一分参苈二瞿麦桃仁，牡夏芍䗪虫分各五；方中四分独蜂窠，体本经清质水土。另取灶下一斗灰，一斛半酒浸另服，纳鳖甲酒内煮如胶，绞汁煎药末丸遵古。空心七丸日三服，每服七丸，一日三服也。卢子繇痎疟疏方云，渐加一十一丸。老疟得此效桴鼓。

尤在泾云：天气十五日一更，人之气亦十五日一更，气更则邪当解也。否则，三十日天人之气再更，而邪自不能留矣。设更不愈，其邪必假血依痰结为癥瘕，僻处胁下，将成负固不服之势，故宜急治。鳖甲煎丸行气逐血之药颇多，而不嫌其峻；一日三服，不嫌其急，所谓乘其未集而击之也〔1〕。

王晋三云：鳖甲煎丸，都用异类灵动之物，若水陆，若飞潜，升者，降者，走者，伏者，咸备焉。但恐诸虫扰乱神明，取鳖甲为君守之，其泄厥阴破癥瘕之功，有非草木所能比者。阿胶达表熄风，鳖甲入里守神。蜣螂动而性升，蜂房毒可引下。䗪虫破血，鼠妇走气，葶苈泄气闭，大黄泄血闭。赤硝软坚，桃仁破结，乌扇降厥阴相火，紫葳破厥阴血结。干姜和阳退寒，黄芩和阴退热。和表里则有柴胡、桂枝，调营卫则有人参、白芍。厚朴达原，劫去其邪；丹皮入阴提出其热。石韦开上焦之水，瞿麦涤下焦之水，半夏和胃而通阴阳。灶灰性温走气，清酒性暖走血。统而言之，不越厥阴、阳明二经之药，故久疟邪去营卫而著脏腑者，即非疟母，亦可借以截之。按《金匮》惟此丸及薯蓣丸药品最多，皆治正虚邪著久而不去之病，非集血气之药，攻补兼施，未易奏功〔2〕。

● 白虎加桂枝汤

治温疟者，其脉如平，身无寒，但热，骨节烦疼，时呕，此汤主之。

知母六两　石膏一斤　甘草二两，炙　粳米六合　桂枝三两

上五味，以水一斗，煮米熟汤成，去滓，温服一升，日三服。

---

〔1〕天气十五日一更……所谓乘其未集而击之也：引文见《金匮要略心典·疟病脉证并治》。

〔2〕鳖甲煎丸……未易奏功：引文见《绛雪园古方选注·内科·鳖甲煎丸》。

歌曰：白虎原汤论已详，桂加三两另名方；无寒但热为温疟，骨节烦疼呕又妨[1]。白虎汤歌见《长沙方歌括》。

王晋三云：《内经》论疟，以先热后寒、邪藏于骨髓者，为温、瘅二疟[2]；仲景以但热不寒、邪藏于心者，为温、瘅二疟。《内经》所言，是邪之深者；仲景所言，是邪之浅者也，其殆补《内经》之未逮欤[3]！治以白虎加桂枝汤，方义原在心营肺卫，白虎汤清营分热邪，加桂枝引领石膏、知母上行至肺，从卫分泄热，使邪之郁于表者，顷刻致和而疟已。至于《内经》温、瘅疟，虽未有方，然同是少阴之伏邪。在手经者，为实邪；在足经者，为虚邪。实邪尚不发表而用清降，何况虚邪有不顾虑其亡阴者耶？临证之际，化而裁之，是所望于用之者矣[4]！

● 蜀漆散

治疟多寒者，名曰牡疟，此散主之。

蜀漆烧去腥　云母烧二日夜　龙骨各等分

上三味杵为散，未发前，以浆水服半钱匕。

歌曰：阳为痰阻伏心间，牡疟阴邪自往还；蜀漆云龙平等杵，先时浆服不逾闲[5]。

王晋三云：邪气结伏于心下，心阳郁遏不舒，疟发寒多热少，不可谓其阴寒也。主之以蜀漆散，通心经之阳，开发伏气而使营卫调和。蜀漆，常山苗也，苗性轻扬，生用能吐；云母在土中，蒸地气上升而为云，故能入阴分逐邪外出于表；然邪气久留心，主之宫城[6]，恐逐邪涌吐，内乱神明，

---

〔1〕妨：此意与“方”押韵。

〔2〕温、瘅二疟：指温疟与瘅疟。

〔3〕殆：几乎。

〔4〕《内经》论疟……是所望于用之者矣：引文见《绛雪园古方选注·内科·白虎加桂枝汤》。

〔5〕逾闲：逾，越过。闲，作“规矩法度”解。

〔6〕宫城：此指心脏。

故佐以龙骨镇心宁神，则吐法转为和法矣[1]。

●附《外台秘要》三方

牡蛎汤

治牡疟。

牡蛎　麻黄各四两　甘草二两　蜀漆三两

上四味，以水八升先煮蜀漆、麻黄，去上沫，得六升，内诸药煮取二升，温服一升。若吐，则勿更服。

歌曰：先煎三两蜀漆四两麻黄，四两牡蛎二甘后煮良；邪郁胸中须吐越[2]，驱寒散结并通阳。

犀按：疟多寒者名牡疟，是痰饮填塞胸中，阻心阳之气不得外通故也。赵氏云：牡蛎软坚消结，麻黄非独散寒，且能发越阳气，使通于外，结散阳通，其病自愈。

柴胡去半夏加栝蒌根汤

治疟病发渴者，亦治劳疟。

柴胡八两　人参　黄芩　甘草各三两　栝蒌根四两　生姜三两　大枣十二枚

上七味，以水一斗二升，煮取六升，去滓再煎取三升，温服一升，日三服。

歌曰：柴胡去夏为伤阴[3]，加入蒌根四两珍[4]；疟病渴因邪灼液，蒌根润燥可生津。

王晋三云：正疟寒热相间，邪发于少阳，与伤寒邪发于少阳者稍异。《内经》言：夏伤于大暑，秋伤于风，病以时作，名曰寒疟[5]。《金匮》云：

---

〔1〕邪气结伏于心下……则吐法转为和法矣：引文见《绛雪园古方选注·内科·蜀漆散》。

〔2〕吐越：用吐法祛邪外出。

〔3〕柴胡去夏：用柴胡汤去半夏。

〔4〕珍：贵重的。在此与“阴”“津”押韵。

〔5〕《内经》言……名曰寒疟：义引自《素问·疟论》。

疟脉多弦，弦数者风发，正于凄怆之水寒[1]，久伏于腠理皮肤之间，营气先伤，而后风伤卫，故仲景用柴胡去半夏而加栝蒌根，其义深且切矣！盖少阳疟病发渴者，由风火内淫、劫夺津液而然，奚堪半夏性滑利窍，重伤阴液，故去之。而加天花粉生津润燥，岂非与正伤寒半表半里之邪、当用半夏和胃而通阴阳者有别乎[2]？

柴胡桂姜汤 歌见《长沙方歌括》

治疟寒多微有热，或但寒不热，服一剂如神。

柴胡半斤　桂枝三两　干姜二两　栝蒌根四两　黄芩三两　甘草二两　牡蛎二两

上七味，以水一斗，煮取六升，去滓再煎，取三升，温服一升，日三。初服微烦，复服汗出便愈。

王晋三云：夏月暑邪，先伤在内之伏阴，至秋夏感凉风，更伤卫阳。其疟寒多微有热，显然阴阳无争，故疟邪从卫气行阴二十五度；内无捍格之状[3]，是营卫俱病矣，故和其阳即当和其阴。用柴胡和少阳之阳，即用黄芩和里；用桂枝和太阳之阳，即用牡蛎和里；用干姜和阳明之阳，即用天花粉和里；使以甘草调和阴阳。其分两阳分独重柴胡者，以正疟不离乎少阳也；阴药独重于花粉者，阴亏之疟以救液为急务也。和之得其当，故一剂如神[4]。

元犀按：先贤云：疟病不离少阳。少阳居半表半里之间，邪入与阴争则寒，出与阳争则热。争则病作，息则病止。止后其邪仍居于少阳之经。愚意：外为阳，内为阴。先寒者，邪欲出，其气干于太阳，冲动寒水之气而作也。后热者，以胃为燥土，脾为湿土，湿从燥化，则木亦从其化，故为热为汗也。汗后木邪仍伏于阳明之中，应期而发者，土主信也，盖久疟胃虚，得补可愈，故先君用白术生姜汤多效。

---

〔1〕凄怆：寒凉。

〔2〕正疟寒热相间……当用半夏和胃而通阴阳者有别乎：引文见《绛雪园古方选注·内科·柴胡去半夏加栝蒌汤》。

〔3〕捍格：捍，保卫、抵御。格，阻碍、隔阂。

〔4〕夏月暑邪……故一剂如神：引文见《绛雪园古方选注·内科·柴胡桂姜汤》。

中风历节方

● 侯氏黑散

治大风四肢烦重，心中恶寒不足者。

菊花四十分　白术　防风各十分　桔梗八分　黄芩五分　细辛　干姜　人参　茯苓　当归　川芎　牡蛎　矾石　桂枝各三分

上十四味杵为散，酒服方寸匕，日一服。初服二十日，温酒调服，禁一切鱼、肉、大蒜等。常宜冷食，六十日止。服药积在腹中不下也，热食即下矣，冷食自能助药力。

歌曰：黑散辛苓归桂芎，参姜矾蛎各三同，菊宜四十术防十，桔八芩须五分通。

犀按：王晋三云：程云来谓《金匮》侯氏黑散[1]，系宋人校正附入唐人之方，因逸之[2]，其辨论颇详。而喻嘉言独赞其立方之妙[3]，驱风补虚，行堵截之法，良非思议可到。方中取用矾石以固涩诸药，冷服四十日，使之留积不散，以渐填其空窍，则风自熄而不生矣。此段议论，独开千古之秘，诚为治中风之要旨。读方下云：初服二十日用温酒调，是不欲其遽填也；后服六十日并禁热食，则一任填空窍矣。夫填窍本之《内经》久塞其空，是谓良工之语[4]，煞有来历[5]。

---

〔1〕程云来：名林，清代休宁县人，著有《金匮要略直解》《圣济总录纂要》。

〔2〕逸：隐遁。

〔3〕喻嘉言：名昌，清代江西新建人，著有《伤寒论篇》《尚论后篇》《医门法律》等。

〔4〕夫填窍本之《内经》久塞其空，是谓良工之语：引文见《灵枢·胀论》。空，通“孔”，指皮肤的孔窍。

〔5〕煞（shà 霎）：很，极。　程云来谓《金匮》侯氏黑散……煞有来历：引文见《绛雪园古方选注·内科·侯氏黑散》。

● 风引汤

除热瘫痫[1]，主大人风引、少小惊痫瘛疭日数发，医所不疗，除热方。巢氏云：脚气宜此汤。

大黄　干姜　龙骨各四两　桂枝三两　甘草　牡蛎各二两　寒水石　滑石　赤石脂　白石脂　紫石英　石膏各六两

上十二味，杵粗筛，以苇囊盛之[2]，取三指撮，井花水三升[3]，煮三沸，温服一升。按：方中干姜、桂枝宜减半用之。

歌曰：四两大黄二牡甘，龙姜四两桂枝三，滑寒赤白紫膏六，瘫痫诸风箇中探。

元犀按：大人中风牵引，小儿惊痫瘛疭，正火热生风，五脏亢盛，及其归迸入心，其治同也。此方用大黄为君，以荡除风火热湿之邪，随用干姜之止而不行者以补之；用桂枝、甘草以缓其势，又用石药之涩以堵其路；而石药之中又取滑石、石膏清金以平其木；赤白石脂厚土以除其湿[4]，龙骨、牡蛎以敛其精神魂魄之纷驰；用寒水石以助肾之真阴，不为阳光所烁；更用紫石英以补心神之虚，恐心不明而十二经危也。明此以治入脏之风，游刃有余矣。后人以石药过多而弃之，昧孰甚焉！

● 防己地黄汤

治中风病如狂状，妄行，独语不休，无热[5]，其脉浮者。

防己　甘草各一分　桂枝　防风各三分

上四味，以酒一杯渍之，绞取汁；生地黄二斤，㕮咀蒸之如斗米饭久，以铜器盛药汁，更绞地黄汁，和，分再服。

---

〔1〕除热瘫痫：治邪热引起的瘫痫、癫痫。

〔2〕苇囊：古代用皮革所制的盛药器，便于运行携带。

〔3〕井花水：指平旦时汲的井泉水，目的取其清洁。

〔4〕厚土：此处指“健脾”。

〔5〕无热：《金匮要略》原文作“无寒热”。

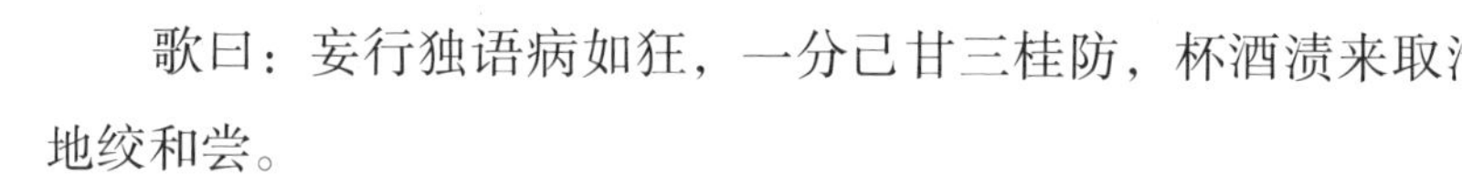

歌曰：妄行独语病如狂，一分己甘三桂防，杯酒渍来取清汁，二斤蒸地绞和尝。

徐灵胎云：生渍取清汁归之于阳，以散邪热；蒸取浓汁归之于阴，以养血。此皆治风邪归附于心，而为癫痫惊狂之病，与中风、风痹自当另看[1]。

●头风摩散

治头风。

大附子一枚　盐各等分

上附子为散，和盐，以方寸匕摩头上，令药力行。

歌曰：头风偏痛治如何？附子和盐等分摩；躯壳病生须外治，马膏桑引亦同科。

《灵枢》[2]：马膏[3]，白酒和桂，桑钩钩之，醇酒入椒、姜，绵絮熨之，三十遍而止。皆外法也，特于此推论之。

●桂枝芍药知母汤

治诸肢节疼痛，身体尪羸[4]，脚肿如脱[5]，头眩短气，温温欲吐者[6]。

桂枝四两　芍药三两　甘草　麻黄各二两　附子二枚，炮　白术　知母　防风各四两　生姜五两

上九味，以水七升，先煮麻黄减二升，去上沫，内诸药同煎取二升，温服七合，日三服。

---

〔1〕徐灵胎：名大椿，清代医学家，江苏吴县人，著有《难经经释》《神农本草经百种录》《医学源流论》等。　生渍取清汁归之于阳……风痹自当另看：引文见黄竹斋《金匮要略方论集注·中风历节病脉证治》。

〔2〕《灵枢》：指《灵枢·经筋》篇。

〔3〕马膏：马脂熬成的膏。

〔4〕尪（wāng 汪）羸：瘦弱。

〔5〕脚肿如脱：形容两足肿大，就像将脱落似的。

〔6〕温温：通“嗢嗢”，形容蕴结以致不舒之态。

歌曰：脚肿身羸欲吐形，芍三姜五是前型，知防术桂均须四，附子麻甘二两停。

元犀按：用桂枝汤去枣加麻黄以助其通阳，加白术、防风以伸其脾气，芍药、附子、知母以调其阴阳，多用生姜以平其呕逆。

●乌头汤

治历节病不可屈伸疼痛者，又主脚气疼痛不可屈伸。

麻黄　芍药　黄芪　甘草各三两，炙　乌头五枚

上将乌头㕮咀，以蜜二升，煎取一升，即出乌头；另四味，以水三升，煮取一升，去滓，内蜜煎中更煎之。服七合，不知，尽服之。

歌曰：历节疼来不屈伸，或加脚气痛维均[1]；芍芪麻草皆三两，五粒乌头煮蜜匀。

尤在泾云：此治寒湿历节之正法也。寒湿之邪，非麻黄、乌头不能去；而病在筋节，又非皮毛之邪可一汗而散者，故以黄芪之补，白芍之平，甘草之缓，牵制二物，俾得深入而去留邪，如卫瓘监钟、邓入蜀，使其成功而不及于乱，乃制方之要妙也[2]。

●矾石汤

治脚气冲心。

矾石二两

上一味，以浆水一斗五升煎三五沸，浸脚良。

歌曰：脚气冲心矾石汤，煮须浆水浸之良；湿收毒解兼除热，补却《灵枢》外法彰。

尤在泾云：脚气之病，湿伤于下，而气冲于上。矾石味酸涩性燥，能

〔1〕维：系，连结。
〔2〕此治寒湿历节之正法也……乃制方之要妙也：引文见《金匮要略心典·中风历节病脉证并治》。

却水收湿解毒，毒解湿收，上冲自止[1]。

● 附方

《古今录验》续命汤

治中风痱[2]，身体不能自收持，口不能言，冒昧不知痛处，或拘急不得转侧。

麻黄　桂枝　人参　甘草　干姜　石膏　当归各三两　川芎一两五钱　杏仁四十枚

上九味，以水一升，煮取四升，温服一升，当小汗薄覆脊[3]，凭几坐[4]，汗出则愈。不汗更服，无所禁，勿当风。并治但伏不得卧，咳逆上气，面目浮肿。

歌曰：姜归参桂草膏麻，三两均匀切莫差；四十杏仁芎两半，《古今录验》主风邪。

元犀按：风，阳邪也。气通于肝，痱闭也。风入闭塞其毛窍，阻滞荣卫不行也。盖风多挟寒，初中时由皮肤而入，以渐而深入于内，郁久则化热，热则伤阴，阴伤内无以养其脏腑，外不能充于形骸[5]，此即身体不能自收持，口不能言，冒昧不知痛处所由来也。主以《古今录验》续命汤者，取其祛风走表，安内攘外，旋转上下也。方中麻黄、桂枝、干姜、杏仁、石膏、甘草以发其肌表之风邪，兼理其内蕴之热；又以人参、当归、芎䓖补血调气[6]，领麻黄、石膏等药，穿筋骨，通经络，调荣卫，出肌表之邪。是则此方从内

---

〔1〕脚气之病……上冲自止：引文见《金匮要略心典·中风历节病脉证并治》。
〔2〕中风痱：一般叫风痱，是中风后遗症的一种。症见肢体瘫痪，身无痛，或有意识障碍。
〔3〕薄覆脊：指微汗轻覆于背部。
〔4〕几坐："坐"为"做"假借字。即做几次。
〔5〕骸：此处指骨头，不指整个身体。
〔6〕芎䓖：即川芎。

达外，圜转周身[1]，驱邪开痹，无有不到。称曰：《古今录验》续命汤，其命名岂浅哉？

《千金》三黄汤

治中风，手足拘急，百节疼痛[2]，烦热心乱，恶寒，经日不欲饮食[3]。

麻黄五分　独活四分　细辛二分　黄芪二分　黄芩三分

上五味，以水六升，煮取二升，分温三服，一服小汗，二服大汗。心热加大黄二分，腹满加枳实一枚，气逆加人参三分，悸加牡蛎三分，渴加栝蒌根三分，先有寒加附子一枚。

歌曰：风乘火势乱心中，节痛肢拘络不通；二分芪辛四分独，黄芩三分五麻攻。

加减歌曰：二分黄加心热端，消除腹满枳枚单，虚而气逆宜参补，牡蛎潜阳悸可安，增入蒌根能止渴，各加三分效堪观，病前先有寒邪在，附子一枚仔细看。

元犀按：此附治风中太少，通护阴阳，驱邪之方也。足太阴属脾，主四肢，手足拘急，恶寒。经日不欲饮食者，脾不运也。手少阴属心，主神，心病则神昏，故心乱而发烦热也。足少阴属肾，主筋骨，病则百节疼痛也。方用麻黄、黄芪入太阴宣阳发表，净脾中之邪，以黄芩清其心热以止烦，又用细辛、独活入肾穿筋骨，以散肾邪，此主治之大意也。方下气逆加人参等六法，其意未会，不敢强解，留俟后之学者。

近效术附汤

治风虚头重眩[4]，苦极，不知食味。暖肌，补中，益精气。

白术二两　附子一枚半，炮去皮　甘草三两，炙

上三味剉，每五钱匕，生姜五片，大枣一枚，水盏半，煎七分，去滓温服。

〔1〕圜（huán 寰）：围绕。

〔2〕百节：此指肢节。

〔3〕经日：常常整天。

〔4〕头重眩：头部自觉重坠兼昏晕。

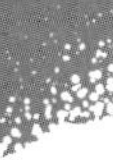

歌曰：一剂分服五钱匕，五片生姜一枣饵，枚半附子镇风虚，二术一草君须记。

喻嘉言云：此方全不用风药，但以附子暖其水脏，术、草暖其土脏，水土一暖，则浊阴之气尽趋于下，而头重苦眩及食不知味之证除矣[1]。

崔氏八味丸

治脚气上入少腹不仁。即肾气丸，见妇人杂病。

《千金》越婢加术汤 歌见水气病

治肉极热，则身体津脱，腠理开而汗大泄，厉风气[2]，下焦脚弱。

麻黄六两　石膏半斤　甘草二两　生姜三两　白术四两　大枣十二枚

上六味，以水六升，先煮麻黄，去上沫，内诸药煮取三升，分温三服。恶风，加附子一枚。

元犀按：方中术、甘、姜、枣，所以维正气之根，不使阳随汗出、阴随热化也。恶风加附子者，所以预防其亡阳也。

---

〔1〕此方全不用风药……而头重苦眩及食不知味之证除矣：引文见《医门法律·中风门方·近效白术附子汤》，但个别字不同。

〔2〕厉风：即麻风。

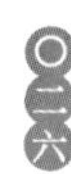

血痹虚劳方

● 黄芪桂枝五物汤

治血痹，阴阳俱微，寸口关上微，尺中小紧，外证身体不仁〔1〕，如风痹状。

黄芪　芍药　桂枝各三两　生姜六两　大枣十二枚

上五味，以水六升，煮取二升，温服七合，日三服。

歌曰：血痹如风体不仁，桂枝三两芍芪均，枣枚十二生姜六，须令阳通效自神。

元犀按：《内经》云：邪入于阴则为痹〔2〕。然血中之邪，以阳气伤而得入，亦必以阳气通而后出。上节云：宜针引阳气，此节而出此方，此以药代针引之意也。

又按：此即桂枝汤去甘草之缓，加黄芪之强有力者，于气分中调其血，更妙倍用生姜以宣发其气，气行则血不滞而痹除，此夫倡妇随之理也。

● 桂枝加龙骨牡蛎汤

治失精家少腹弦急，阴头寒，目眩发落脉极虚、芤、迟，为清谷、亡血、失精〔3〕。脉得诸芤动微紧，男子失精，女子梦交，此汤主之。

桂枝　芍药　生姜各三两　甘草二两　大枣十二枚　龙骨　牡蛎各三两

上七味，以水七升，煮取三升，分温三服。

---

〔1〕不仁：麻木，失去知觉。

〔2〕邪入于阴则为痹：引文见《素问·宣明五气》篇，原文为“邪入于阴则痹”，无“为”字。

〔3〕脉极虚、芤、迟，为清谷、亡血、失精：二句是插笔，其意是指脉极虚、芤、迟，既见于失精的病人，也可见于亡血或下利的患者。

歌曰：男子失精女梦交，坎离救治在中爻[1]；桂枝汤内加龙牡，三两相匀要细敲。

《小品》云[2]：虚弱浮热汗出者，除桂加白薇一两五钱，附子一两，名曰二加龙骨汤。

徐氏云[3]：桂枝汤，外证得之能解肌去邪气，内证得之能补虚调阴阳，加龙骨、牡蛎者，以失精梦交为神精间病，非此不足以敛其浮越也。

元犀按：徐忠可以龙骨、牡蛎敛其浮越四字括之，未免以二味为涩药，犹有人之见存也。吾于龙之飞潜，见阳之变化莫测；于海之潮汐，见阴之运动不穷。龙骨乃龙之脱换所遗，牡蛎乃海之精英所结，分之为对待之阴阳，合之为各具之阴阳，亦为互根之阴阳，难以一言尽也。其治效无所不包，余亦恐举一而漏万，惟能读《本经》[4]、《内经》、仲景书者，自知其妙。

● 天雄散

天雄三两[5]　白术八两　桂枝六两　龙骨三两

上四味，杵为散，酒服半钱匕，日三服，不知，稍增之。尤在泾云：此疑后人所附，为补阳摄阴之用也[6]。

歌曰：阴精不固本之阳，龙骨天雄三两匡[7]；六两桂枝八两术，酒调钱匕日三尝。

元犀按：此方虽系后人采取，然却认出春之脚，阳之家，而施以大温

〔1〕坎离救治在中爻：救治阴阳偏亢，在于调整阴阳相对平衡。爻，组成八卦“⚊”（阳）和“⚋”（阴）的符号。坎（☵）离（☲）二卦，代表阴阳。

〔2〕《小品》：即《小品方》。

〔3〕徐氏：徐彬，字忠可，清代浙江嘉兴人，著有《伤寒一百一十三方发明》《金匮要略论注》。该段引文见黄竹斋《金匮要略方论集注·血痹虚劳病脉证治》。

〔4〕《本经》：即《神农本草经》。

〔5〕天雄：《金匮要略》“三两”后有“炮”字。

〔6〕此疑后人所附，为补阳摄阴之用也：引文见《金匮要略心典·血痹虚劳病脉证并治》。原文“疑”字后有“亦”字。

〔7〕匡（kuāng 诓）：正。

大补大镇纳之剂，可谓有胆有识。方中白术入脾以纳谷，以精生于谷也；桂枝入膀胱以化气，以精生于气也；龙骨具龙之性，龙能致水，以海为家，盖以精归于肾，犹水归于海而龙得其安宅也。深得《难经》所谓损其肾者，益其精之旨。然天雄不可得，可以附子代之，断不可泥于小家天雄主上、附子主下之分。

● 小建中汤歌见《长沙方歌括》

治虚劳里急，悸，衄，腹中痛，梦失精，四肢酸疼，手足烦热，咽干口燥者主之。

桂枝　甘草　大枣　芍药　生姜　胶饴

张心在云：肺损之病，多由五志生火，销铄金脏，咳嗽发热，渐至气喘，侧眠，消瘦羸瘠，虚证交集，咽痛失音而不起矣。壮水之主，以制阳光。王冰成法，于理则通，而多不效，其故何欤？窃尝观于炉中之火而得之，炊饭者始用武火，将熟则掩之以灰，饭徐透而不焦黑，则知以灰养火，得火之用而无火之害，断断如也。五志之火内燃，温脾之土以养之，而焰自息，方用小建中汤。虚甚加黄芪，火得所养而不燃，金自清肃；又况饴糖为君，治嗽妙品，且能补土以生金，肺损虽难著手，不患其不可治也。然不独治肺损，凡五劳七伤，皆可以通治。

● 黄芪建中汤

治虚劳里急，诸不足者主之。

即小建中汤加黄芪一两五钱。气短胸满者，加生姜；腹中满者，去枣加茯苓一两半；及疗肺虚损不足，补气，加半夏三两。

歌曰：小建汤加两半芪，诸虚里急治无遗；急当甘缓虚当补，愈信长沙百世师[1]。

加减歌曰：气短胸满生姜好，三两相加六两讨，如逢腹满胀难消，加茯两半除去枣。及疗肺虚损不足，补气还须开窍早，三两半夏法宜加，蠲除

〔1〕长沙：即张仲景。

痰饮为至宝[1]。

元犀按：虚劳里急者，里虚脉急也；诸不足者，五脏阴精阳气俱不足也。《经》云：阴阳俱不足，补阴则阳脱，泻阳则阴竭，如是者，当调以甘药[2]。又云：针药所莫及，调以甘药，故用小建中汤。君以饴糖、甘草，本稼穑作甘之味[3]，以建立中气，即《内经》所谓"精不足者，补之以味"是也[4]；又有桂枝、姜、枣之辛甘，以宣上焦阳气，即《内经》所谓"辛甘发散为阳"是也[5]。夫气血生于中焦，中土虚则木邪肆，故用芍药之苦泄，于土中泻木，使土木无忤，而精气以渐而复，虚劳诸不足者，可以应手而得耳。加黄芪者，以其补虚塞空，贯腠通络，尤有专长也。

● 八味肾气丸即肾气丸，见妇人杂病

治虚劳腰痛，少腹拘急，小便不利者，此丸主之。

● 薯蓣丸

治虚劳诸不足，风气百疾[6]。

薯蓣三十分　人参七分　白术六分　茯苓五分　甘草二十分　当归十分　芍药六分　芎䓖六分　干地黄十分　麦冬六分　阿胶七分　干姜三分　大枣百枚为膏　桔梗五分　杏仁六分　桂枝十分　防风六分　神曲十分　柴胡五分　白蔹二分　豆黄卷十分

上二十一味末之，炼蜜和丸如弹子大，空腹酒服一丸，一百丸为剂。

歌曰：三十薯蓣二十草，三姜二蔹百枚枣，桔茯柴胡五分匀，人参阿胶

---

〔1〕蠲（juān 捐）：祛除。

〔2〕阴阳俱不足……当调以甘药：引文见《灵枢·终始》。原文为"阴阳俱不足，升阳则阴竭，泻阴则阳脱，如是者，可将以甘药"。

〔3〕稼穑（sè 色）：庄稼。

〔4〕精不足者，补之以味：引文见《素问·至真要大论》。

〔5〕辛甘发散为阳：引文见《素问·至真要大论》。

〔6〕风气百疾：指一切因风邪侵袭而引起的疾病。

七分讨；更有六分不参差，芎芍杏防麦术好，豆卷地归曲桂枝，均宜十分和药捣；蜜丸弹大酒服之，尽一百丸功可造，风气百疾并诸虚，调剂阴阳为至宝。

魏念庭曰[1]：人之元气在肺，人之元阳在肾，既剥削[2]，则难于遽复矣，全赖后天之谷气资益其生。是营卫非脾胃不能宣通，而气血非饮食无由平复也。仲景故为虚劳诸不足而兼风气百疾立此薯蓣丸之法。方中以薯蓣为主，专理脾胃，上损下损，至此可以撑持；以人参、白术、茯苓、干姜、豆黄卷、大枣、神曲、甘草助之除湿益气，而中土之令得行矣；以当归、芎劳、芍药、地黄、麦冬、阿胶养血滋阴；以柴胡、桂枝、防风去邪散热；以杏仁、桔梗、白蔹下气开郁。惟恐虚而有热之人，滋补之药上拒不受，故为散其邪热，开其逆郁，而气血平顺，补益得纳，为至当不易之道也[3]。

●酸枣仁汤

治虚劳、虚烦不得眠[4]。

酸枣仁二升　甘草一两　知母二两　茯苓二两　芎劳一两

上五味，以水八升，煮酸枣仁得六升，内诸药煮取三升，分温三服。

歌曰：酸枣仁二升先煮汤，茯知二两佐之良，芎甘各一相调剂，服后恬然足睡乡[5]。

尤在泾云：人寤则魂寓于目，寐则魂藏于肝。虚劳之人，肝气不荣，故以枣仁补敛之。然不眠由于虚烦，必有燥火痰气之扰，故以知母、甘草清热滋燥；茯苓、川芎行气除痰。皆所以求肝之治，而宅其魂也[6]。

---

〔1〕魏念庭：名荔彤，清代柏乡县人，著有《内经注》《伤寒论本义》《金匮本义》《金匮要略方论本义》。

〔2〕剥削：被损害。

〔3〕人之元气在肺……为至当不易之道也：引文见《金匮要略方论本义·血痹虚劳病脉证并治·薯蓣丸》，个别文字不同。

〔4〕虚烦：即因虚劳而引起的心烦。

〔5〕恬（tián 甜）然：安静的样子。

〔6〕人寤则魂寓于目……而宅其魂也：引文见《金匮要略心典·血痹虚劳病脉证并治》。

● 大黄䗪虫丸

治五劳虚极羸瘦，腹满不能饮食，食伤，忧伤，饮伤，房室伤，饥伤，经络营卫气伤，内有干血[1]，肌肤甲错，两目黯黑，缓中补虚者，此丸主之。

大黄十分，蒸　黄芩二两　甘草三两　桃仁一升　杏仁一升　芍药四两　干漆一两　虻虫一升　干地黄十两　水蛭百枚　蛴螬百枚　䗪虫半升

上十二味末之，炼蜜和丸小豆大，酒服五丸，日三服。

歌曰：干血致劳穷源委，缓中补虚治大旨；螬蛭百枚䗪半升，桃杏虻虫一升止，一两干漆十地黄，更用大黄十分已，三甘四芍二黄芩，五劳要证须用此。此方世医勿惊疑，起死回生大可恃。

尤在泾云：风气不去，则足以贼正气而生长不荣，故薯蓣丸为要方。干血不去，则足以留新血而渗灌不固[2]，此丸为上剂。

愚按：此丸从《内经》四乌鲗一芦茹丸悟出，但不如四乌鲗一芦茹丸之平易近人也。

王晋三云：《金匮》血痹虚劳脉证九条，首条是汗出而风吹之，血凝于肤而为痹，然痹未至于干血。后六条，是诸虚不足而成劳，然劳亦不至于虚极，故治法皆以补虚和营卫去风气为主方。若五劳虚极，痹而内成干血者，悉皆由伤而血瘀，由血瘀而为干血也。假如阴之五宫[3]，伤在五味，饮食自倍，则食伤于脾；西方生燥，在脏为肺，在志为忧，忧患不止，则营涩卫除，故忧伤于肺；以酒为浆，以妄为常，女子脱血，醉入房中，则饮伤于肝；嗜欲无穷，精气弛坏，则房劳伤于肾；谷气不盈，上焦不行，下脘不通，胃热阴亏，则饥伤于胃；尊荣人有所劳倦[4]，喘息汗出，其伤在荣，若负重努力人[5]，亦伤于荣，荣气属心，故劳伤于心。诸伤而胃亦居其一者，以

[1] 干血：即瘀血内停。

[2] 风气不去……则足以留新血而渗灌不固：引文见《金匮要略心典·血痹虚劳病脉证并治》。

[3] 五宫：即心、肝、脾、肺、肾。

[4] 尊荣人：指旧社会养尊处优的人。

[5] 努力人：指体力劳动者。

五脏皆禀气于胃，为四时之病变，死生之要会。胃热液涸，则五脏绝阴气之源，而络痹血干愈速，故饥伤亦列于脏伤之间。其第七句是总结诸伤，皆伤其经络营卫之气也。细绎本文云：腹满不能食，肌肤甲错，面目黯黑。明是不能内谷以通流营卫，则营卫凝注，瘀积之血，牢不可破；了即有新生之血，亦不得畅茂条达，惟有日渐羸瘦，而成内伤干血劳，其有不死者几希矣。仲景乃出佛心仙手，治以大黄䗪虫丸。君以大黄，从胃络中宣瘀润燥；佐以黄芩清肺卫；杏仁润心营；桃仁补肝虚；生地滋肾燥；干漆性急飞窜，破脾胃关节之瘀血；虻虫性升，入阳分破血；水蛭性下，入阴分逐瘀；蛴螬去两肋下之坚血，䗪虫破坚通络行阳，却有神功，故方名标而出之；芍药、甘草扶脾胃，解药毒，缓中补虚者，缓舒也，绰也，指方中宽舒润血之品而言也。故喻嘉言曰：可用琼玉膏补之[1]，勿以芪、术补中，失却宽舒胃气之义[2]。

● 附方

《千金翼》炙甘草汤 歌见《长沙方歌括》

治虚劳不足，汗出而闷，脉结悸，行动如常，不出百日，危急者十一日死。

甘草　桂枝　生姜　人参　阿胶　大枣　麻仁　麦冬　生地

徐云：此虚劳中润燥复脉之神方，今人喜用胶、麦等而畏用姜、桂，岂知阴凝燥气，非阳不能化耶[3]？

魏云：仲景用阴阳两补之法，较后人所制十全、八珍等汤，纯美多矣[4]。

〔1〕可用琼玉膏补之：《医门法律·论大黄䗪虫丸方》原文为“兼入琼玉膏补之药同用犹妙”。

〔2〕《金匮》血痹虚劳证九条……失却宽舒胃气之义：引文见《绛雪园古方选注·大黄䗪虫丸》。

〔3〕此虚劳中润燥复脉之神方……非阳不能化耶：引文见徐忠可《金匮要略论注·千金翼炙甘草汤》。

〔4〕仲景用阴阳两补之法……纯美多矣：引文见魏念庭《金匮要略方论本义·千金翼炙甘草汤》。

《肘后》獭肝散

治冷劳，又主鬼疰，一门相染。

獭肝一具，炙干末之，水服方寸匕，日三服。

歌曰：獭肝变化少人知，一月能生一叶奇；鬼疰冷劳宜此物，传尸虫蛊是专司。

王晋三云：獭肝散，奇方也。葛稚川治尸疰、鬼疰[1]，仲景治冷痨，皆取用之。按：獭肝性温，能驱阴邪而镇肝魂，不使魂游于上，而生变动之证。盖疰者，邪注于脏也。若注于肝，则肝为善变之脏，邪与魂相合，证变便有二十二种，其虫三日一食，五日一退，变见之证，无非阴象，而獭肝一月生一叶，又有一退叶，是其性亦能消长出入，以杀隐见变幻之虫。真神品也[2]。

---

〔1〕葛稚川：名洪，晋代丹阳句容人。著有《肘后备急方》等。

〔2〕獭肝散……真神品也：引文见《绛雪园古方选注·内科·獭肝丸》。

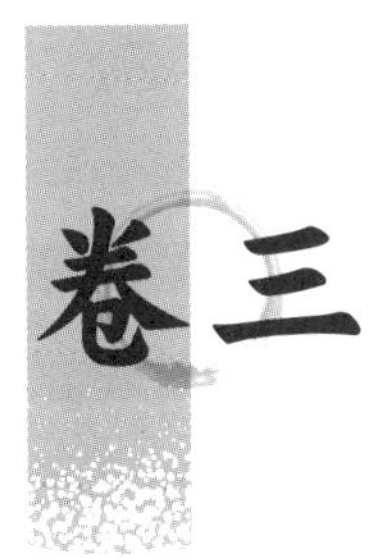

卷三

肺痿肺痈咳嗽上气方

●甘草干姜汤

治肺痿吐涎沫而不咳者，其人不渴，必遗尿，小便数。所以然者，以上虚不能制下故也。此为肺中冷，必眩，多涎唾，以此方温之。若服汤已渴者，属消渴。

甘草四两，炙　干姜二两，炮

上㕮咀，以水三升，煮取一升五合，去滓，分温再服。

歌曰：二两干姜四炙甘，姜须炮透旨须探；《伤寒》《金匮》各方中，止此一方用炮。肺中津涸方成痿，气到津随得指南。

蔚按：肺痿皆为热证，然热有虚实之不同。实热宜用寒剂，而此则亡津液而致虚，以虚而生热；若投以苦寒之剂，非苦从火化而增热，则寒为热拒而不纳矣。此方妙在以甘草之大甘为主，佐以炮透之干姜，变其辛温之性而为苦温之用，于甘温除大热成法中，又参以活法。面面周到，神乎！神乎！

●射干麻黄汤

治咳而上气，喉中水鸡声者，主之。

射干三两　麻黄　生姜各四两　细辛　紫菀　款冬花各三两　大枣七枚　半夏半升　五味子半升

上九味，以水一斗二升，先煮麻黄两沸，去上沫，内诸药，煮取三升，分温三服。

歌曰：喉中咳逆水鸡声，三两干辛款菀行，夏味半升枣七粒，姜麻四两破坚城。

上方主温，此方主散。

尤在泾云：咳而上气，肺有邪则气不降而反逆也。肺中寒饮，上入喉间，为呼吸之气所激，则作声如水鸡。射干、紫菀、款冬利肺气，麻黄、细辛、生姜发邪气，半夏降逆气，而以大枣安中，五味敛肺，恐劫散之药并伤及其正气也〔1〕。

● 皂荚丸

治咳逆上气，时时吐浊〔2〕，但坐不得眠者，此丸主之。

皂荚八两，刮去皮，酥炙

上一味末之，蜜丸梧子大，以枣膏和汤服三丸，日三夜一服。

歌曰：浊痰上气坐难眠，痈势将成壅又坚，皂荚蜜丸调枣下，绸缪须在雨之前〔3〕。

蔚按：痰有固而不拔之势，故用皂荚开其壅闭，涤其污垢，又以枣膏安其胃气，祛邪中不离养正之法。

● 厚朴麻黄汤

治咳而脉浮者主之。

厚朴五两　麻黄四两　石膏如鸡子大　杏仁半升　半夏半升　干姜　细辛各二两　小麦一升　五味半升

〔1〕咳而上气……恐劫散之药并伤及其正气也：引文见《金匮要略心典·肺痿肺痈咳嗽上气病脉证治》。“利肺气”原文为“降逆气”；“降逆气”原文为“消饮气”。

〔2〕时时吐浊：谓频频吐出稠痰。浊，即胶稠之痰。

〔3〕绸缪：周密考虑。原义是绵密貌。

上九味，以水一斗二升，先煮小麦熟，去滓，内诸药，煮取三升，温服一升，日三服。

歌曰：杏仁夏味半升量，升小麦四麻五朴良，三两姜辛膏鸡蛋大，脉浮咳喘此方当。一本半夏用至六升，此遵徐注，半夏止用半升。

元犀按：咳而脉浮者，内有饮而表有邪也。表邪激动内饮，饮气上凌，则心肺之阳为之蒙蔽；故用厚朴麻黄汤宣上焦之阳，降逆上之饮。方中厚朴宽胸开蔽，杏仁通泄肺气，助麻黄解表出邪，干姜、五味、半夏、细辛化痰涤饮，小麦保护心君；然表邪得辛温而可散，内饮非质重而难平，故用石膏之质重者，降天气而行治节，使水饮得就下之性，而无上逆之患也；尤妙先煮小麦，补心养液，领诸药上行下出，为攘外安内之良图。可知仲师之方无微不到，学者当细心体认，方得其旨焉。

●泽漆汤

治咳而脉沉者，此汤主之。

半夏半升　泽漆三升。以东流水五斗，煮取一斗五升　紫参一本作紫菀　生姜　白前各五两　甘草　黄芩　人参　桂枝各三两

上九味，㕮咀，内泽漆汤中煮取五升，温服五合，至夜尽。

歌曰：五两紫参姜白前，三升泽漆法分煎，桂芩参草同三两，半夏半升涤饮专。

元犀按：咳而脉浮者，表有邪也。表邪不解，则干动内饮而为咳，用厚朴麻黄汤宽胸解表，一鼓而下，则外邪内饮一并廓清矣。至于咳而脉沉者，里不和也。里气不和，由于天气不降，治节不行，而水道不通，致内饮上逆为咳矣。用泽漆汤者，君泽漆，壮肾阴，镇水逆；佐以紫菀、白前，开肺气，散结气，以达阳气；又以半夏、黄芩，分阴阳，安胃气，以降逆气，并和里气；生姜、桂枝，调营卫，运阳气，并行饮气；人参、甘草，奠中土，交阴阳以和之。犹治水者，先修堤岸以杜其泛滥之患也。先煮泽漆者，取其气味浓厚，领诸药入肾，充肾气，使其吸引有权，则能通府以神其妙用焉。

受业林礼丰按[1]：本方主太阳之里。太阳底面便是少阴，咳而脉沉者，病在太阳之里、少阴之表也。盖太阳主皮毛，邪伤皮毛，必干于肺，肺伤则不能生水，而少阴之枢逆于下，故立此方。君以泽漆者，以其气味苦寒，壮肾阴，利水而止咳也；复用白前宣肺气，黄芩泄肺热，人参补肺虚，甘草安脾气，紫菀开结气，桂枝化膀胱，半夏降逆，生姜涤饮，则肺邪可驱，肺虚可补，肾阴可壮，州都可达矣。煎法先煮泽漆汤成而后入诸药者，取其领诸药以神其妙用也。

●麦门冬汤

治火逆上气，咽喉不利，止逆下气者，此汤主之。

麦门冬七升　半夏一升　人参　甘草各二两　粳米三合　大枣十二枚

上六味，以水一斗二升，煮取六升，温服一升，日三夜一服。

歌曰：火逆原来气上冲，一升半夏七升冬，参甘二两粳三合，枣十二枚是正宗。

喻嘉言云：于大建中气、大生津液队中，增入半夏之辛温一味，其利咽下气，非半夏之功，善用半夏之功，擅古今未有之奇矣[2]！

●葶苈大枣泻肺汤

治肺痈，喘不得卧者，主之。

葶苈熬令黄色，捣丸如鸡子大　大枣十二枚

上先以水三升煮枣，取二升，去枣，内葶苈，煮取一升，顿服。

歌曰：喘而不卧肺痈成，口燥口中辟辟干燥。胸疼胸中隐隐痛。数实呈；肺痿脉数而虚，肺痈脉数而实。葶苈一丸十二枣，雄军直入夺初萌。

尤在泾云：葶苈苦寒，入肺泄气闭，加大枣甘温以和药力，与皂荚丸

〔1〕受业：谓从师学习。

〔2〕于大建中气……擅古今未有之奇矣：引文见《医门法律·肺痈肺痿门·论金匮麦门冬汤》，个别字有出入。

之饮以枣膏同法[1]。

●桔梗汤

治肺痈咳而胸满，振寒脉数[2]，咽干不渴，时出浊唾腥臭，久久吐脓如米粥者，此汤主之。

桔梗一两　甘草二两

上以水三升，煮取一升，分温再服，则吐脓血也。

歌曰：脓如米粥肺须清[3]，毒溃难支要药轻；甘草二分桔一两，土金合化得生生。

元犀按：肺痈尚未成脓，用葶苈泻之，今已溃后，用此汤排脓解毒，宜缓治，不可峻攻也。余解见《长沙方歌括》。

●越婢加半夏汤

治咳而上气，此为肺胀，其人喘，目如脱状[4]，脉浮大者，此汤主之。

麻黄六两　石膏半斤　生姜三两　大枣十二枚　甘草二两　半夏半升

上六味，以水六升，先煮麻黄，去上沫，内诸药，煮取三升，分温三服。

歌曰：风水多兮气亦多，水风相搏浪滔滔；全凭越婢平风水，加夏半升奠巨波。

元犀按：此肺胀，原风水相搏，热气奔腾，上蒸华盖[5]，走入空窍，故咳而上气喘，目如脱状证。脉浮大者，风为阳邪，鼓荡于其间故也。方用麻黄、生姜直攻外邪，石膏以清内热，甘草、大枣以补中气，加半夏以开其闭塞之路，俾肺窍中之痰涎净尽，终无肺痈之患也。

---

〔1〕葶苈苦寒……与皂荚丸之饮以枣膏同法：引文见《金匮要略心典·肺痿肺痈咳嗽上气病脉证治》。“与”原文为“亦犹”。

〔2〕振寒：即寒战。

〔3〕须：光绪十八年上海图书集成印书局版作“烦”。

〔4〕目如脱状：形容两眼胀突，好像脱出的样子。

〔5〕华盖：即肺脏。

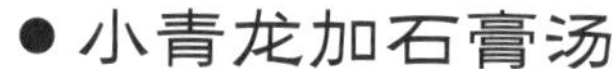

小青龙加石膏汤

治肺胀咳而上气，烦躁而喘，脉浮者，心下有水，此汤主之。

小青龙方见痰饮咳嗽，再加石膏二两，即此方也。

歌曰：小龙分两照原方，二两膏加仔细详，水饮得温方可散，欲除烦躁藉辛凉。

尤在泾云：此亦内邪外饮相搏之证，但兼烦躁，则挟有热邪，特加石膏，即大青龙例也。然心下有水，非温药不得开而去之，故不用越婢加半夏，而用小青龙加石膏。寒温并进，水热俱捐，于法为尤密矣〔1〕。

魏念庭云：师为肺冷而干燥将痿者，立甘草干姜汤一方；为肺热而枯焦将致痿者，立麦门冬汤一方，皆预治肺痿之法也。师为有表邪而肺郁，恐成痿与痈者，立射干汤一法；为无外邪而气上逆者，恐其成痈，立皂荚丸一法；为有外邪而预理其肺者，立厚朴麻黄汤一法；有外邪而复有内热者，立泽漆汤一法，皆预治肺气不令成痿痈之意也。又为有外邪而肺胀急，立越婢加半夏汤一法；有外邪而复有内热，肺胀烦躁者，立小青龙加石膏一法，亦皆预治肺气不令成痈痿之意也。主治者果能明此，选择比属而用之，又何大患之可成乎？及肺痈已成，用大枣葶苈泻肺汤；久久吐脓如米粥，用桔梗汤。不以病之不可为而弃之，益见济人无已之苦心也〔2〕。

附方

《外台》炙甘草汤 方出《千金》，见血痹虚劳，歌见《长沙方歌括》

治肺痿涎唾多，心中温温液液者。

元犀按：肺痿涎唾多，心中温温液液者，心阴不足也。心阴不足则心

〔1〕此亦内邪外饮相搏之证……于法为尤密矣：引文见《金匮要略心典·肺痿肺痈咳嗽上气病脉证治》。“但”原文为“而”。捐，除去。

〔2〕师为肺冷而干燥将痿者……益见济人无已之苦心也：引文见《金匮要略方论本义·肺痿肺痈咳嗽上气病脉证治》，个别文字有出入。

阳上炽，势必克金而成肺痿。方用炙甘草汤生津润燥，养阴维阳，使阴复而阳不浮，则清肃之令自行于肺矣。余义见《伤寒论》，不再赘。

《千金》甘草汤 歌解见《长沙方歌括》

甘草一味，以水三斗，煮减半，温分三服。

《千金》生姜甘草汤

治肺痿咳唾涎沫不止，咽燥而渴。

生姜五两　人参三两　甘草四两　大枣十五枚

上四味，以水七升，煮三升，分温三服。

歌曰：肺痿唾涎咽燥殃，甘须四两五生姜，枣枚十二参三两，补土生津润肺肠。

元犀按：中者，土也。土能生金，金之母，即资生之源也。夫肺痿咳唾涎沫不止，咽燥而渴者，是中土虚，水气逆，阻其津液不能上滋也。方用生姜甘草汤者，君生姜破阴行阳，蒸津液上滋；佐以人参，入太阴，振脾中之阳，育肺中之阴；又以枣、草助之，为资生之始，令土旺则生金制水矣。

《千金》桂枝去芍药加皂荚汤

治肺痿吐涎沫。

桂枝　生姜各三两　甘草二两　大枣十二枚　皂荚一枚，去皮，子炙焦

上五味，以水七升，微火煮取三升，分温三服。

歌曰：桂枝去芍本消阴，痰饮挟邪迫肺金；一个皂驱粘腻浊，桂枝运气是良箴。

元犀按：非辛温之品，不能行阳运气；非甘润之品，不能补土生津。君以姜、桂之辛温，行阳消阴；佐以大枣、甘草之甘润，补阴生液。若夫开壅塞，涤污垢，以净其涎沫者，则皂荚丸有专长耳。

《外台》桔梗白散 歌解见《长沙方歌括》

治咳而胸满振寒，脉数，咽干不渴，时出浊唾腥臭，久久吐脓如米粥者，为肺痈。

桔梗　贝母各三分　巴豆一分，去皮熬，研如霜

上三味为散，强人饮服半钱匕，羸者减之。病在膈上者吐脓，在膈下者泻出，若下多不止，饮冷水一杯则定。

《千金》苇茎汤

治咳有微热烦满，胸中甲错[1]，是为肺痈。

苇茎二升　薏苡仁半升　桃仁五十粒　瓜瓣半升

上四味，以水一斗，先煮苇茎得五升，去滓，内诸药煮取二升，服一升，再服，当吐如脓。

歌曰：胸中甲错肺痈成，烦满咳痰数实呈；苡瓣半升桃五十，方中先煮二升茎。

元犀按：此方以湿热为主。咳有微热烦满、胸中甲错者，是湿热之邪结在肺也。肺既结，则阻其气血不行而为痈矣。方用苇茎解气分之热结；桃仁泄血分之热结；薏苡利湿，清结热之源；瓜瓣排瘀，开结热之路。方下注云：再服当吐如脓者，指药力行，肺痈溃矣。

● 葶苈大枣泻肺汤

治肺痈胸满胀，一身面目浮肿，鼻塞清涕出，不闻香臭酸辛，咳逆上气，喘鸣迫塞[2]，此汤主之。方见上，三日一剂，可至三、四剂。此先服小青龙汤一剂，乃进。

---

〔1〕胸中甲错：胸部皮肤如鳞甲般交错。

〔2〕喘鸣迫塞：喘息有鸣声，并有紧迫、闭塞之感。

奔豚气病方

● 奔豚汤

治奔豚气上冲胸[1]，腹痛，往来寒热者，主之。

甘草　当归　芎䓖　黄芩　芍药各二两　半夏　生姜各四两　生葛五两　甘李根白皮一升

上九味，以水二斗，煮取五升，温服一升，日三夜一服。

歌曰：气冲腹痛号奔豚，四两夏姜五两葛根，归芍芎芩甘二两，李皮须到一升论。

按《伤寒论》云：厥阴之为病，气上冲心。今奔豚而见往来寒热，腹痛，是肝脏有邪，而气通于少阳也。

魏念庭云：上下升降，无论邪正之气，未有不由少阳，少阳为阴阳之道路也。阴阳相搏则腹痛，气升则热，气降则寒，随奔豚之气作患也[2]。

徐忠可云：此方合桂枝、小柴胡二汤，去柴胡，去桂枝，去大枣，以太阳少阳合病治法，解内外相合之客邪。肝气不调而加辛温之芎归，热气上冲而加苦泄之生葛、李根，不治奔豚，正所以深于治也[3]。

尤在泾云：苓、桂为奔豚主药，而不用者，病不由肾发也[4]。

按：服此汤而未愈者，用乌梅丸神效。

---

〔1〕奔豚："奔"也作"贲"。豚，猪。

〔2〕上下升降……随奔豚之气作患也：引文见《金匮要略方论本义·奔豚气病脉证治》。

〔3〕此方合桂枝、小柴胡二汤……正所以深于治也：引文见《金匮要略论注·奔豚气病脉证治》，文字略有不同。

〔4〕苓、桂为奔豚主药……病不由肾发也：引文见《金匮要略心典·奔豚气病脉证治》，"苓、桂"原文为"桂、苓"。

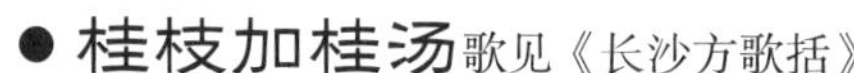

● 桂枝加桂汤歌见《长沙方歌括》

治发汗后烧针令其汗[1]，针处被寒，核起而赤者[2]，必发奔豚，气从少腹上至心，灸其核上各一壮，与此汤主之。

桂枝汤方见妇人妊娠病。加桂枝二两。

元犀按：汗后又迫其汗，重伤心气，心气伤不能下贯元阳，则肾气寒而水滞也。加以针处被寒，为两寒相搏，必挟肾邪而凌心，故气从少腹上至心，发为奔豚也。灸之者，杜其再入之患；用桂枝汤，补心气以解外邪，加桂者，通肾气，暖水脏，而水邪化矣。

● 茯苓桂枝甘草大枣汤歌见《长沙方歌括》

治发汗后，脐下悸者[3]，欲作奔豚，此汤主之。

茯苓　甘草　大枣　桂枝

此发汗后心气不足，而后肾气乘之脐下悸，即奔豚之兆也。

孙男心典禀按：因惊而得，似只宜以心为治也。然自下而上，动于肾气，激乱于厥阴，而撤守在心，实三经同病也。仲景三方，亦微示其意，学者当隅反之[4]。余读《金匮》茯苓桂枝甘草大枣汤治汗后肾气凌心，即悟桂枝甘草汤叉手冒心之治也；更悟桂枝去芍药加蜀漆牡蛎龙骨救逆汤，火逆惊狂之治也。因奔豚汤治气上冲胸，即悟乌梅丸气上冲心之治；并四逆散加茯苓，心下悸之治也。因桂枝加桂汤治气从小腹上冲心，即悟理中汤去术加桂，脐下动气之治也。先祖云：仲景书一言一字，俱是活法，难与不读书者道，亦难与读书死于句下者道也。

---

〔1〕烧针：是针灸疗法之一，也叫温针。

〔2〕针处被寒，核起而赤者：是说进针处为寒邪所袭，出现如核状的红肿硬结。

〔3〕脐下悸：脐下如琴弦拨动样动悸。

〔4〕隅反：喻因此知彼，能够类推。

胸痹心痛短气方

● 栝蒌薤白白酒汤

治胸痹病喘息咳唾，胸背痛，短气，寸口脉沉而迟，关上小紧数者[1]，此汤主之。

栝蒌实一枚，捣　薤白半升　白酒七升

上三味同煮，取二升，分温再服。

歌曰：胸为阳位似天空，阴气弥沦痹不通[2]；薤白半升栝蒌一个，七升白酒奏奇功。

孙男心典禀按：胸为气息之路，若阴邪占居其间，则阻其阳气不通，故生喘息、咳唾、胸背痛诸证。寸口者，脉之大会，阳之位也。《内经·诊脉篇》云[3]：上竟上者，胸喉中事也。上附上，右外以候肺，内以候胸中，左外以候心，内以候膻中。此云：寸口脉沉而迟，关上小紧数。寸口，即《内经》所谓上竟上也。沉为在里，迟为虚寒。关上者，即《内经》所谓上附上也。紧为阴邪，数为阳气，显系胸中阳气被阴寒痹塞，阻其前后之气，不相贯通，故见以上种种诸证。方中用栝蒌开胸结，薤白宣心阳，尤妙在白酒散痹通阳，引气血环转周身，使前后之气贯通无碍，则胸中旷若太空，有何胸痹之患哉？

● 栝蒌薤白半夏汤

治胸痹不得卧[4]，心痛彻背者，主之。

栝蒌实一枚，捣　薤白三两　半夏半升　白酒一斗

〔1〕数：程云来、张石顽等认为是衍文，因迟与数两种脉象不能同时并见，此作参证。

〔2〕弥：水满貌。　沦：沉没。

〔3〕《内经·诊脉篇》：即《素问·脉要精微论》。

〔4〕不得卧：指不能平卧。

上四味同煮，取三升[1]，温服一升，日三服。

歌曰：胸背牵疼不卧时，上言胸背痛，兹又加以不得卧，其痛甚矣。所以然者，有痰饮以为之援也。半升半夏一蒌施，薤因性湿惟三两，即前汤减薤白，止用三两，恶其湿也，增入半夏半升，取其燥也。斗酒同煎涤饮奇。

元犀按：加半夏一味，不止涤饮，且能和胃而通阴阳。

● 枳实栝蒌薤白桂枝汤

治胸痹，心中痞气留结在胸，胸满，胁下逆抢心者[2]，此汤主之；人参汤亦主之。

枳实四枚　薤白半升　桂枝一两　厚朴四两　栝蒌实一枚，捣

上五味，以水五升，先煮枳、朴，取二升，去滓，入诸药再煮数沸，分温再服。

歌曰：痞连胸胁逆攻心，尤云：心下痞气，是气痹而成痞也。按胁下逆抢心者，气不由中上而从胁逆，是中痹而阻诸气之往来也[3]。薤白半升四朴寻，一个栝蒌一两桂，四枚枳实撤浮阴。尤云：宜急通其痞结之气[4]。

元犀按：枳实、厚朴泄其痞满，行其留结，降其抢逆，得桂枝化太阳之气，而胸中之滞塞自开，以此三药与薤白、栝蒌之专疗胸痹者而同用之，亦去疾莫如尽之旨也。

● 人参汤即《伤寒论》桂枝人参汤

人参　干姜　白术　桂枝　甘草

---

〔1〕取三升：《金匮》原文为“取四升”。此取三升意在增加药物浓度。

〔2〕胁下逆抢心：胁下之气逆而上冲犯心。

〔3〕心下痞气……是中痹而阻诸气之往来也：引文见《金匮要略心典·胸痹心痛短气病脉证治》。

〔4〕宜急通其痞结之气：引文见《金匮要略心典·胸痹心痛短气病脉证治》。

歌曰：理中加桂人参汤，尤云：速复其不振之阳。阳复阴邪自散藏，休讶补攻分两道，道消小人道消。道长君子道长。细推详。

元犀按：此别胸痹证虚实之治。实者邪气搏结，蔽塞心胸，故不用补虚之品，而专以开泄之剂，使痹气开则抢逆平矣。虚者心阳不足，阴气上弥，故不以开泄之剂，而以温补为急，使心气旺则阴邪自散矣。

尤在泾云：去邪之实，即所以安正；补阳之虚，即所以逐阴，是在审其病之久暂，与气之虚实而决之[1]。

●茯苓杏仁甘草汤

治胸痹，胸中气塞、短气者，此汤主之；橘皮枳实生姜汤亦主之。

茯苓三两　杏仁五十个　甘草一两

上三味，以水一斗，煮取五升，温服一升，日三服；不差，更服。

歌曰：痹而短气孰堪医？甘一苓三淡泄之；更有杏仁五十粒，水行则气自顺不求奇。

●橘皮枳实生姜汤

橘皮一斤　枳实三两　生姜半斤

上三味，以水五升，煮取二升，分温再服。

歌曰：痹而气塞又何施？枳实辛香三两宜，橘用一斤姜减半，气开则结自散勿迟疑。

受业林礼丰按：胸痹胸中气塞者，由外邪搏动内饮，充塞于至高之分，闭其气路，非辛温不能涤饮散邪，非苦泄不能破塞调气。故重用橘皮、生姜之大辛大温者，散胸中之饮邪；枳实之圆转苦辛者，泄胸中之闭塞，譬之寇盗充斥，非雄师不能迅扫也。至若胸痹短气，乃水邪射肺阻其出气，只用甘草奠安脾气，杏仁开泄肺气，重用茯苓清治节，使水顺趋于下，水行而气自治，

〔1〕去邪之实……与气之虚实而决之：引文见《金匮要略心典·胸痹心痛短气病脉证治》。

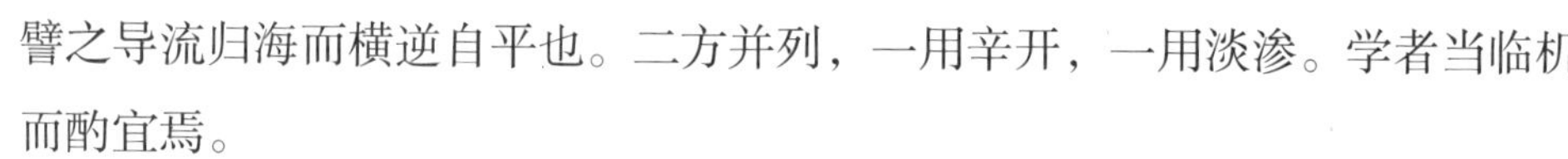

譬之导流归海而横逆自平也。二方并列，一用辛开，一用淡渗。学者当临机而酌宜焉。

● 薏苡附子散

治胸痹缓急者[1]，此散主之。

薏苡仁十五两　大附子十枚，炮

上二味，杵为散，服方寸匕，日三服。

歌曰：痹来缓急属阳微，《经》云：阳气者精则养神，柔则养筋[2]。附子十枚切莫违，更有薏仁十五两，筋资阴养得阳归。

元犀按：薏苡禀阳明金气，金能制风，肝为风脏而主筋，取治筋之缓急，人之所知也。合附子以大补阳气，其旨甚奥。《经》云：阳气者精则养神，柔则养筋是也。《伤寒论》桂枝加附子汤与此相表里。

● 桂枝生姜枳实汤

治心中痞[3]，诸逆心悬痛者[4]，此汤主之。

桂枝　生姜各三两　枳实五两

上三味，以水六升，煮取三升，分温三服。

歌曰：心悬而痛痞相连，痰饮上弥客气填；三两桂姜五两枳，祛寒散逆并攻坚。

元犀按：心下痞者，心阳虚而不布，阴邪潜居心下而作痞也。尤云：诸逆，该痰饮客气而言。心悬痛者，如空中悬物摇动而痛也[5]。此注亦超。主以桂枝生姜枳实汤者，桂枝色赤，补心壮阳；生姜味辛，散寒降逆；佐以枳实

〔1〕缓急：指胸痹疼痛时缓时剧。
〔2〕《经》：指《素问·生气通天论》。
〔3〕心中：此处指胃脘部分。
〔4〕诸逆：指胁下之气上逆。　心悬痛：心窝部牵引疼痛。
〔5〕诸逆……如空中悬物摇动而痛也：引文见《金匮要略心典·胸痹心痛短气病脉证治》。原文无“空中”“也”三字。

之味苦气香，苦主泄，香主散，为泄痞散逆之妙品，领姜、桂之辛温旋转上下，使阳气普照，阴邪迅扫而无余耳。

● 乌头赤石脂丸

治心痛彻背，背痛彻心者[1]，此丸主之。

乌头一分，炮　蜀椒　干姜各一两　附子半两　赤石脂一两

上五味末之，蜜丸如桐子大，先食服一丸，日三服；不知，稍加服。

歌曰：彻背彻胸痛不休，前言心痛彻背，尚有止息之时，今则阴寒极而痛极矣。阳光欲熄实堪忧，非薤白之类所能治也。乌头一分五钱附，赤石椒姜一两求。

喻嘉言曰：前后牵连痛楚，气血疆界俱乱，若用气分诸药，转益其痛，势必危殆。仲景用蜀椒、乌头一派辛辣，以温散其阴邪，然恐胸背既乱之气难安，而即于温药队中，取用干姜之守，赤石脂之涩，以填塞厥气所横冲之新队，俾胸之气自行于胸，背之气自行于背，各不相犯，其患乃除，此炼石补天之精义也。今人知有温气、补气、行气、散气诸法，亦知有填塞邪气攻冲之诀，令胸背阴阳二气并行不悖也哉[2]！

● 附方

九痛丸

治九种心痛[3]：一虫、二注、三风、四悸、五食、六饮、七冷、八热、九去来痛是也。而并以一方治之者，岂痛虽有九，其因于积冷结气者多耶？

---

〔1〕心痛彻背，背痛彻心：即疼痛发于心胸部而牵连到背，形成胸背相互牵引、疼痛剧烈的现象。

〔2〕前后牵连痛楚……令胸背阴阳二气并行不悖也哉：引文见《医门法律·中寒门方·比类金匮胸腹寒痛十七则》，文字略有不同。

〔3〕九种心痛：泛指上腹脘部和前胸部的疼痛。主要分类法有二种。一为虫心痛、注心痛、风心痛、悸心痛、食心痛、饮心痛、冷心痛、热心痛、去来心痛。一为饮心痛、食心痛、气心痛、血心痛、冷心痛、热心痛、悸心痛、虫心痛、疰心痛。

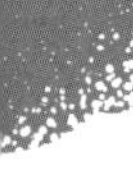

附子三两，炮　生狼牙　巴豆去皮，熬研如膏　干姜　吴茱萸　人参各一两

上六味末之，炼蜜丸如梧桐子大，酒下。强人初服三丸，日三服。弱者二丸。

兼治卒中恶，腹胀，口不能言。又治连年积冷流注，心胸痛，并冷冲上气，落马坠车血疾等证皆主之。忌口如常法。

歌曰：九种心疼治不难，狼牙吴萸姜巴豆附参安，附须三两余皆一，攻补同行仔细看。

魏云：凡结聚太甚，有形之物参杂其间，暂用此丸，政刑所以济德礼之穷也[1]。

---

〔1〕凡结聚太甚……政刑所以济德礼之穷也：引文见《金匮要略方论本义·胸痹心痛短气病脉证治·九痛丸》，后两句为义引。

腹满寒疝宿食方

● 附子粳米汤

治腹中寒气，雷鸣切痛，胸胁逆满，呕吐者，此汤主之。

附子一枚，炮　半夏　粳米各半升　甘草一两　大枣十枚

上五味，以水八升，煮米熟汤成，去滓，温服一升，日三服。

歌曰：腹中切痛作雷鸣，胸胁皆膨呕吐成[1]；附子一枚枣十个，半升粳夏一甘烹。

元犀按：腹中雷鸣，胸胁逆满呕吐，气也，半夏功能降气；腹中切痛，寒也，附子功能驱寒；又佐以甘草、粳米、大枣者，取其调和中土，以气逆为病进于上，寒生为病起于下，而交乎上下之间者，土也。如兵法击其中坚，而首尾自应也。

● 厚朴七物汤

治腹满发热十日[2]，脉浮而数，饮食如故者，此汤主之。

厚朴半斤　甘草　大黄各三两　大枣十枚　枳实五枚　桂枝二两　生姜五两

上七味，以水一斗，煮取四升，温服八合，日三服。呕者加半夏五合，下利去大黄，寒多者加生姜至半斤。

歌曰：满而便闭脉兼浮，三两甘黄八朴投，二桂五姜十个枣，五枚枳实效优优[3]。

元犀按：病过十日，腹满发热，脉浮而数。夫脉浮而发热，邪盛于表也。腹满而脉数，邪实于里也。表里俱病，故以两解之法治之。取桂枝汤去芍药

〔1〕膨：胀满

〔2〕腹满发热十日：不是说先病腹满，后再发热，而是已发热十日许，然后见到腹满。

〔3〕优优：平和貌。

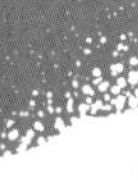

之苦寒，以解表邪而和营卫；小承气汤荡胃肠以泄里实。故虽饮食如故，以病已十日之久，表里交病，邪不去则正不复，权宜之法，在所必用也。呕者，气逆于上也，故加半夏以降逆；下利去大黄者，以表邪未解，恐重伤胃气以陷邪也；寒多加生姜者，以太阳本寒之气盛，重用生姜以散寒也。

● 大柴胡汤歌见《长沙方歌括》

按之心下满痛者，此为实也，当下之，宜此汤。

柴胡　黄芩　芍药　半夏　枳实　大黄　大枣　生姜

元犀按：实者当下症，大承气汤尤恐不及，况大柴胡汤乎？按之心下满痛者，太阳之邪逆而内干少阳，枢机阻而不利也。用大柴胡汤宣外达内，使少阳之气从太阳之开而解矣。

按：仲景于《伤寒论·太阳篇》说："伤寒十余日，热结在里，复往来寒热者，大柴胡汤主之。"可知本证除心下满痛外，当有往来寒热、胸胁苦满等症状。

● 厚朴三物汤

治痛而便闭者[1]，此汤主之。

厚朴八两　大黄四两　枳实五枚

上三味，以水一斗二升，先煮二味，取五升，内大黄煮取三升，温服一升，以利为度。

歌曰：痛而便闭下无疑，四两大黄朴倍之，枳用五枚先后煮，小承变法更神奇。

尤在泾云：承气意在荡实，故君大黄；三物意在行气，故君厚朴[2]。

元犀按：此方不减大黄者，以行气必先通便，便通则肠胃畅而脏腑气通，

〔1〕痛而便闭：《脉经》作"腹满痛"。

〔2〕承气意在荡实……故君厚朴：引文见《金匮要略心典·腹满寒疝宿食病脉证并治》。

通则不痛也。

● 大承气汤见痉病

治腹满不减，减不足言，当下之。

以上三方，虽缓急不同，而攻泄则一，所谓中满泻之于内也。《伤寒论浅注》已解，毋庸再赘。

● 大建中汤

治心胸中大寒痛，呕不能饮食，腹中满，上冲皮起，出见有头足[1]，上下痛而不可触近者，此汤主之。

蜀椒二合，炒去汗　干姜四两　人参二两

上二味[2]，以水四升，煮取二升，去滓，内胶饴一升，微火煎取二升，分温再服。如一炊顷，可饮粥一升，后更服，当一日食糜粥，温覆之。

歌曰：痛呕食艰属大寒，腹冲头足触之难；腑脏经络皆寒所痹，痛甚手不可近也。干姜四两椒二合，参二饴升食粥安。

受业林礼丰按：胸为阳气出入之位。师云[3]：心胸中大寒者，胸中之阳不宣，阴寒之气从下而上也。痛者，阴寒结聚也。呕者，阴寒犯胃也。不能食腹中满者，阴寒犯脾也。上冲皮起出见有头足者，阴寒横逆于中也。上下痛而不可触近者，是寒从下上，彻上彻下，充满于胸腹之间，无分界限，阳气几乎绝灭矣。扼要以图，其权在于奠安中土。中焦之阳四布，上下可以交泰无虞，故主以大建中汤。方中重用干姜温中土之寒，人参、饴糖建中焦之气，佐以椒性纯阳下达，镇阴邪之逆，助干姜以振中土之阳。服后一炊顷饮粥者，亦温养中焦之气以行药力也。

〔1〕上冲皮起，出见有头足：腹中寒气攻冲，皮肤突起如头足样的块状物。

〔2〕二：当是“三”之误。

〔3〕师：此指陈修园。

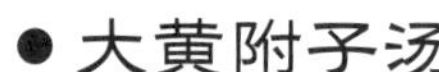

大黄附子汤

治胁下偏痛[1]，脉紧弦，此寒也，以温药下之，宜此汤。

大黄三两　附子三枚　细辛二两

上三味，以水五升，煮取二升，分温三服。若强人，煮取二升半，分温三服，服后如人行四五里，进一服。

歌曰：胁下偏疼脉紧弦，若非温下恐迁延；大黄三两三枚附，二两细辛可补天。

尤在泾云：阴寒成聚，非温不能已其寒，非下不能去其结。故曰阴寒结聚，宜急以温药下之[2]。

赤丸方

治寒气厥逆者。

乌头二两，炮　茯苓四两　细辛一两　半夏四两

上四味末之，内真朱为色，炼蜜为丸，如麻子大，先食饮酒下三丸，日再服。一服不知，稍增，以知为度。

歌曰：寒而厥逆孰为珍？四两夏苓一两辛，中有乌头二两炮，蜜丸朱色妙通神。

元犀按：寒气而至厥逆，阴邪盛也。方中乌头、细辛以温散独盛之寒，茯苓、半夏以降泄其逆上之气，人所共知也。而以朱砂为色，其玄妙不可明言[3]，盖以此品具天地纯阳之正色，阳能胜阴，正能胜邪，且以镇寒气之浮，而保护心主，心主之令行，则逆者亦感化而效顺矣。

---

〔1〕胁下：不单指胁下，而包括两胁和腹部。

〔2〕阴寒成聚……宜急以温药下之：引文见《金匮要略心典·腹满寒疝宿食病脉证并治》。

〔3〕玄：三星书店发行的《陈修园医书四十八种》作“元”。

● 大乌头煎

治腹满脉弦而紧，弦则卫气不行，即恶寒；紧则不欲食，邪正相搏，即为寒疝；寒疝绕脐痛，若发则白津出，手足厥冷；其脉沉紧者，此主之。

犀按：自律者，汗淡不咸，或未睡时泄精漏精，大便下如白痰，若猪脂状，俱名白津。

乌头大者五枚，熬去皮，不必咀

上以水三升，煮取一升，去滓，内蜜二升，煎令水气尽，取二升，强人服七合，弱人服五合。不差，明日更服，不可一日更服。

歌曰：沉紧而弦痛绕脐，白津汗出淡而不咸之名厥逆四肢冷冷凄凄，一身恶寒之甚。乌头五个煮添蜜，顷刻颠危快挈提。

元犀按：上条与本条，俱阴寒内结之症。寒为厥，气为逆，是积久阴邪聚满于中也。阴邪动则气逆，当为喘呕不能食矣；阴邪结则阻其阳气不行，故肢厥肤冷，腹中痛，自汗出矣。曰寒气厥逆者，乃纯阴用事，阳气将亡，法宜温中壮阳，大破阴邪，非甘温辛热之品，焉能救其万一哉？

● 当归生姜羊肉汤

治寒疝腹中痛，及胁痛里急者主之。

当归三两　生姜五两　羊肉一斤

上三味，以水八升，煮取三升，温服七合，日三服。若寒多，加生姜成一斤；痛多而呕者，加桔皮二两、白术一两；加生姜者，亦加水五升，煮取三升，二合服之。

歌曰：腹痛胁疼腹胸皆寒气作主，无复界限，里急不堪，是内之营血不足，致阴气不能相荣而急。羊斤姜五并归三；于今豆蔻香砂法，可笑依盲授指南。

加减歌曰：寒多增到一斤姜，痛呕宜加桔术商，术用一分桔二两，祛痰止呕补中方。

元犀按：方中当归行血分之滞而定痛，生姜宣气分之滞而定痛，亦人

〔1〕膻（shān 山）：羊臊气。

所共晓也，妙在羊肉之多，羊肉为气血有情之物，气味腥膻浓厚[1]，入咽之后即与浊阴混为一家，旋而得当归之活血而血中之滞通，生姜之利气而气中之滞通，通则不痛，而寒气无有潜藏之地，所谓先诱之而后攻之者也。苟病家以羊肉大补而疑之，是为流俗之说所囿[1]，其中盖有命焉，知几者即当婉辞而去[2]。

●乌头桂枝汤桂枝汤，见呕吐哕下利

治寒疝腹中痛，逆冷，手足不仁。若身疼痛，灸刺诸药不能治者，抵当乌头桂枝汤主之。

乌头五枚

上一味，以蜜二斤煎减半，去滓，以桂枝汤五合解之，令得一升后，初服五合；不知，即服三合，又不知，复加至五合；其知者如醉状，得吐者为中病。

歌曰：腹痛内寒身疼外寒肢不仁，脾主四肢，不仁者，寒盛于中，无阳气以温之也。药攻刺灸治非真，或攻其内，或攻其外，邪气牵制不服，而可以抵当其病者，惟有本方。桂枝汤照原方煎，蜜煮乌头合用神。

按：解之者，溶化也。知，效也。如醉状，外寒方解。得吐者，内寒已伸，故为中病也。

道光庚辰岁[3]：予大小儿年二十六岁，初病时少腹满，两旁相去有六寸远，结二痈，长三寸，阔二寸，不红不痛，其气似相通状，大便不通，发作寒热，食少。医者纷纭不一，或以托里发散，或用下法，药多不效。至二、三日之后，少腹满，渐高胀及腹上，及胸胁，逆气冲及咽喉，药物饮食不能下咽，气喘，冷汗出，四肢厥，有一时许竟目直口开。予不得已，用大温回阳之剂灌之，

---

〔1〕囿（yòu 右）：局限，限制。
〔2〕知几（jī 击）者：知道事物发生变化的隐微因素和迹兆的人。
〔3〕道光庚辰岁：查《中国历史年代简表》“道光”无“庚辰”年。疑为“嘉庆庚辰”（1820年）之误。

其初不能下咽，后约进有四分之一，其气略平些，苏回[1]。予查其病症，云夜夜泄精，或有梦，或无梦，泄时知觉，以手捏之，有二三刻久方止，夜夜如是，后惊不敢睡，至鸡鸣时亦泄，诊其脉弦细芤迟。余思良久，方觉阴寒精自出句，出二痈者，乃阴寒聚结也。治之非大温大毒之品，不能散阴寒之结；非大补元气，不能胜阴邪之毒也。后用四逆、白通、理中、建中等汤数服，病症渐渐而差。此足见长沙之法，运用无穷。愿后之学者，深思而自得焉可。

● 附方

《外台》乌头汤

治寒疝，腹中绞痛，贼风入攻，五脏拘急，不得转侧，发作有时，令人阴缩[2]，手足厥逆。即大乌头煎，见上。

《外台》柴胡桂枝汤 歌见《长沙方歌括》

治心腹卒中痛者[3]。

柴胡四两　黄芩一两半　人参一两半　半夏二合半　大枣十二枚　生姜三两　甘草一两　桂枝一两半　芍药一两半

上九味，以水六升，煮取三升，温服一升，日三服。

《外台》走马汤

治中恶心痛腹胀，大便不通。

巴豆二枚，去皮心，熬　杏仁二枚

上二味，以绵缠捶令碎，热汤二合，捻取白汁饮之，当下；老少量之，通治飞尸、鬼击病[4]。

歌曰：外来异气伤人多，腹胀心疼走马搓；巴杏二枚同捣细，冲汤捻

〔1〕苏回：假死后再活过来。

〔2〕阴缩：指前阴内缩，包括男子阴茎和阴囊内缩及妇人阴道内缩。

〔3〕卒（cù 促）中（zhòng 众）：猝然如死而气不绝。卒，通“猝”。

〔4〕飞尸：第六代传尸劳之称。　鬼击：泛指一些病因不明的暴病、重病。

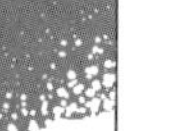

汁好驱邪。

受业门人林士雍按：中恶心痛，大便不通，此实邪也。然邪气虽实，亦以体虚而受也。是故有虚实寒热之异，不得执一说而定之。仲师附走马汤者，以巴豆辛温大毒，除鬼注蛊毒，利水谷道；杏仁甘、苦、温，有小毒，入肺经，肺为天，主皮毛，中恶腹胀满者，以恶毒不离皮毛口鼻而入，故亦从皮毛高原之处而攻之，以毒攻毒，一鼓而下也。此附治寒实大毒之邪，气虚者则不可用矣。近世有痧疾病，疑即此也。昔闻之先业师曰：今所谓痧疾者，乃六淫邪毒猛恶厉气所伤，凡所过之处，血气为之凝滞不行，其症或见身痛，心腹胀满绞痛；或通身青紫，四肢厥冷，指甲色如靛青，口禁，牙关紧闭，不能言语；或心中忙乱，死在旦夕，是邪毒内入矣。宜泻其毒，或刺尺泽、委中、足十趾，必使络脉贯通，气血流行，毒邪自解矣。愚意：轻者用刮痧之法，随即服紫金锭，或吐或下或汗出，务使经气流通，毒邪亦解；或吐泻不止，腹痛肢厥、大汗出、脉微欲绝者，宜用白通汤、通脉四逆汤、四逆汤等，以回阳气，以化阴邪，庶毒厉之邪渐消[1]。若口不能开者，当从鼻孔中灌之。

《集验良方》有云：行路之人，路中犯此痧疾者，不得不用刮痧之法；刮后或其人不省者，宜用人尿拌土，将此土环绕脐中，复使同行之人向脐中溺之，使中宫温，则气机转运，血脉流行矣。

● 大承气汤见痉病

寸口脉浮而大，按之反涩，尺中亦微而涩者，有宿食也。此汤主之。
数而滑者，实也，此有宿食，下之愈，宜此汤。
下利不欲食者，此有宿食，当下之，宜此汤。

● 瓜蒂散歌见《长沙方歌括》

治宿食在上脘，当吐之，宜此散主之。
瓜蒂　赤小豆　香豉

〔1〕庶：或许，也许。

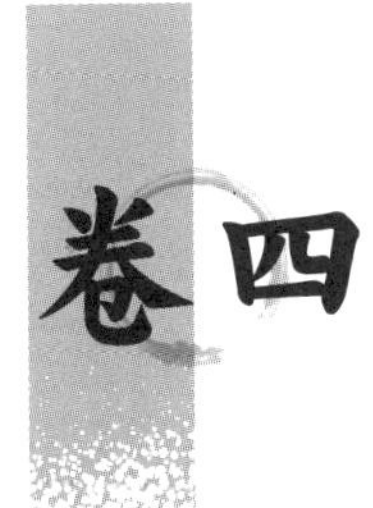

卷四

五脏风寒积聚方

● 旋覆花汤

治肝著[1]，其人常欲蹈其胸上，先未苦时，但欲饮热者主之。

旋覆花三两　葱十四茎　新绛少许

上三味，以水三升，煮取一升，顿服。

歌曰：肝著之人欲蹈胸，肝气著滞反行其气于肺，所谓横之病也。胸者肺之位，欲按摩之以通其气也。热汤一饮便轻松，欲饮热者，欲著之气得热则散。覆花三两葱十四，新绛通行少许从。旋覆花咸温下气，新绛和血，葱叶通阳。新绛，查本草无此名。按《说文》：绛，大赤也。《左都赋》注：绛，草也，可以染色。陶宏景曰：绛，茜草也。

● 麻仁丸歌见《长沙方歌括》

治趺阳脉浮而涩[2]，浮则胃气强，涩则小便数，浮涩相搏，大便则坚，其脾为约，此丸主之。

麻仁　芍药　枳实　大黄　厚朴　杏仁

按：脉浮者阳盛，脉泄者阴伤，脾为胃行其津液，阴伤则脾无所运矣。又：

---

〔1〕肝著：《金匮》原文中“著”为“着”，即附着。肝著是胸部气机郁滞的病变。

〔2〕趺阳脉：即冲阳脉，属足阳明胃经的经脉，位于足背胫前动脉搏动处，用以候脾胃。

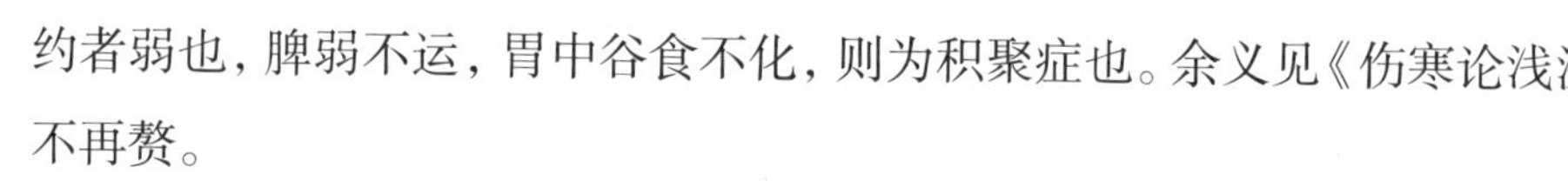

约者弱也，脾弱不运，胃中谷食不化，则为积聚症也。余义见《伤寒论浅注》，不再赘。

●甘草干姜茯苓白术汤一名肾著汤

治肾著之病，其人身体重，腰中冷，如坐水中，形如水状，反不渴，小便自利，饮食如故，病属下焦，身劳汗出，衣里冷湿，久久得之，腰以下冷痛，腹重如带五千钱者，此主之。

甘草　白术各二两　干姜　茯苓各四两

上四味，以水五升，煮取三升，分温三服，腰即温。

歌曰：腰冷溶溶坐水泉〔1〕，带脉束于腰间，肾著则腰带病，故溶溶如坐水中状。腹中如带五千钱，术甘二两姜苓四，寒湿同驱岂偶然？

尤在泾云：寒湿之邪，不在肾之中脏，而在肾之外府，故其治不在温肾以散寒，而在燠土以胜水。若用桂、附，则反伤肾之阴矣〔2〕。

---

〔1〕溶溶：水流动貌。

〔2〕寒湿之邪……则反伤肾之阴矣：引文见《金匮要略心典·五脏风寒积聚病脉证并治》。“治”原文为“治法”。燠（yù 预），暖，热。

痰饮咳嗽方[1]

● 苓桂术甘汤歌见《长沙方歌括》

治心下有痰饮[2]，胸胁支满，目眩者。

茯苓　桂枝　白术　甘草

次孙男心兰禀按：心下者，脾之部位也。饮凌于脾，致脾弱不输，不能制水，则生痰矣，故曰心下有痰饮也。胸乃人身之太空，为阳气往来之道路，饮邪弥漫于胸，盈满于胁，蔽其君阳，溢于支络，故曰胸胁支满也。动则水气荡漾，其变态无常，或头旋转，目冒眩，心动悸诸症，皆随其所作也。主以苓桂术甘汤者，以茯苓为君，盖以苓者令也，使治节之令行，而水可从令而下耳；桂枝振心阳以退其群阴，如离照当空则阴霾全消[3]，而天日复明也；白术补中土以修其堤岸，使水无泛滥之虞；更以甘草助脾气转输以交上下，庶治节行，心阳振，土气旺，转输速，而水有下行之势，无上凌之患矣。

● 肾气丸歌见妇人杂病

治短气有微饮[4]，当从小便去之，苓桂术甘汤主之，此丸亦主之。

次孙男心兰禀按：微者，不显之谓也。饮，水也。微饮者，犹阴霾四布，细雨轻飞之状，阻于胸中，蔽其往来之气，故曰短气。有微饮者，谓微饮阻其气也。《经》云：呼出心与肺，吸入肝与肾[5]。若心肺之阳虚，则不能行水化气，用苓桂术甘汤振心阳崇土以防御之，使天日明而阴霾散，则气化

〔1〕痰饮：广义。乃饮病的总称。

〔2〕痰饮：狭义。乃饮邪留于肠胃的疾病，又名流饮。

〔3〕离照：火红的太阳。　阴霾：空气中因悬浮着大量的烟尘等微粒而形成的混浊现象。

〔4〕微饮：轻微的水饮。

〔5〕《经》：指《难经·四难》。

行矣。若肾虚而水泛，则吸引无权，当用肾气丸补肾行水，使肾气足，则能通腑而化气，气化则水道通矣。余解见妇人杂病，不再赘。

●甘遂半夏汤

治脉伏，其人欲自利，利反快，虽利，心下续坚满，此为留饮欲去故也[1]，此汤主之。

甘遂大者三枚　半夏十二枚，以水一升，煮取半升，去滓　芍药五枚　甘草如指大一枚，炙

上四味，以水二升，煮取半升，去滓，以蜜半升和药汁，煎取八合，顿服之。

歌曰：满从利减续还来，去者自去，续者自续。甘遂三枚芍五枚，十二夏枚指大草[2]，水煎加蜜法双该。

尤在泾云：虽利，心下续坚满者，未尽之饮，复注心下也。然虽未尽而有欲去之势，故以甘遂、半夏因其势而导之；甘遂与甘草相反而同用之者，盖欲其一战而留饮尽去，因相激而相成也；芍药、白蜜，不特安中，抑缓药毒耳[3]。

●十枣汤歌见《长沙方歌括》

脉沉而弦者，悬饮内痛[4]，病悬饮者，此汤主之。

芫花　甘遂　大戟　大枣

男元犀按：脉沉主里，弦主饮，饮水凝结，悬于胸膈之间，致咳引内痛也，悬饮既成，缓必滋蔓[5]，急用十枣汤直达病所，不嫌其峻。意谓始成而即攻之，

---

〔1〕此为留饮欲去故也：此句应接在“利反快”下解。

〔2〕十二夏枚：十二枚半夏。是古汉语数量词特殊表示法之一，有的版本改为“十二枚夏”，欠妥。

〔3〕虽利……抑缓药毒耳：引文见《金匮要略心典·痰饮咳嗽病脉证治》。 不特……，抑……：不但……，还……。

〔4〕内痛：胸胁部位牵引疼痛。

〔5〕滋蔓：滋生蔓延。

使水饮下趋而无结痛之患，所谓毒药去病者是也。若畏其猛而不敢用，必迁延而成痼疾矣。

●大青龙汤歌见《长沙方歌括》

麻黄　桂枝　甘草　杏仁　石膏　生姜　大枣

●小青龙汤歌见《长沙方歌括》

治病溢饮者，当发其汗，大青龙汤主之，小青龙汤亦主之。

麻黄　芍药　细辛　干姜　甘草　桂枝　半夏　五味子

男元犀按：师云：饮水流行归于四肢，当汗而不汗出，身体疼痛，谓之溢饮，故病溢饮者，以得汗为出路。然饮既流溢，亦随人之脏气寒热而化。饮从热化[1]，故立大青龙汤辛凉发汗以行水；饮从寒化，故立小青龙汤辛温发汗以利水。二方并列，用者当酌其宜焉。

●木防己汤

治膈间支饮，其人喘满，心下痞坚，面色黧黑[2]，其脉沉紧，得之数十日，医吐下之不愈[3]，此汤主之；虚者即愈，实者三日复发，复与不愈者，宜此汤去石膏加茯苓芒硝汤主之。

木防己三两　石膏如鸡子大，二枚　桂枝二两　人参四两

上四味，以水六升，煮取二升，分温再服。

歌曰：喘满痞坚面色黧，己三桂二四参施，膏枚二个如鸡子[4]，辛苦寒温各适宜。

男元犀按：防己入手太阴肺，肺主气，气化而水自行矣；桂枝入足太

---

〔1〕饮从热化：三星书店发行的《陈修园医书四十八种》无“饮从热化”四字。

〔2〕黧黑：苍黑的颜色。

〔3〕医吐下之：医生用吐剂、下剂治疗它。

〔4〕膏枚二个如鸡子：石膏二枚，大小如鸡蛋一样。

阳膀胱，膀胱主水，水行而气自化矣；二药并用，辛苦相需，所以行其水气而散其结气也；水行结散，则心下痞坚可除矣。然病得数十日之久，又经吐下，可知胃阴阳而虚气逆。故用人参以生既伤之阴，石膏以镇虚逆之气，阴复逆平，则喘满面黧自愈矣。此方治其本来〔1〕，救其失误，面面俱到。

● 木防己去石膏加茯苓芒硝汤

木防己三两　桂枝二两　茯苓　人参各四两　芒硝三合

上五味，以水六升，煮取三升，去滓，内芒硝，再微煎，分温再服，微利则愈。

歌曰：四两苓加不用膏，芒硝三合展奇韬〔2〕；气行复聚知为实，以软磨坚自不劳〔3〕。

魏念庭云：前方去石膏加芒硝者，以其邪既散而复聚，则有坚定之物留作包囊，故以坚投坚而不破者，即以软投坚而必破也；加茯苓者，亦引饮下行之用耳〔4〕。

● 泽泻汤

治心下有支饮，其人苦冒眩者，主之。

泽泻五两　白术二两

上二味，以水二升，煮取一升，分温再服。

歌曰：清阳之位饮邪乘，眩冒频频苦不胜；泽五为君术二两，补脾制水有奇能。

受业林礼丰按：心者，阳中之阳。头者，诸阳之会。人之有阳气，犹天之有日也。天以日而光明，犹人之阳气会于头，而目能明视也。夫心下有

〔1〕本来：本质。

〔2〕韬（tāo 滔）：即“韬略”，用兵的计谋。

〔3〕自不劳：自然不会徒劳。

〔4〕前方去石膏加芒硝者……亦引饮下行之用耳：义引自《金匮要略方论本义·痰饮咳嗽病脉证并治》。

支饮，则饮邪上蒙于心，心阳被遏不能上会于巅，故有头冒目眩之病。仲师特下一“苦”字，是水阴之气荡漾于内，而冒眩之苦有莫可言传者，故主以泽泻汤。盖泽泻气味甘寒，生于水中，得水阴之气而能利水，一茎直上，能从下而上，同气相求，领水阴之气以下走，然犹恐水气下而复上，故用白术之甘温，崇土制水者以堵之[1]，犹治水者之必筑堤防也。古圣用方之妙，有如此者；今人反以泽泻利水伐肾，多服伤目之说疑之。其说创于宋元诸医，而李时珍、张景岳、李士材，汪讱庵辈和之，贻害至今弗熄。然天下人信李时珍之《本草》者，殆未读《神农本草经》耶？余先业师《神农本经小注》最详，愿业斯道者[2]，三复之而后可。

●厚朴大黄汤

治支饮胸满者[3]，此汤主之。

厚朴一尺　大黄六两　枳实四枚

上三味，以水五升，煮取二升，分温再服。

歌曰：胸为阳位似天空，支饮填胸满不通；尺朴为君调气分，四枚枳实六黄攻。

元犀按：支饮者，有支派之别也。胸乃阳气之道路，饮为阴邪。言胸满者，乃阴占阳位，填塞胸中而作满也。君以厚朴者，味苦性温，为气分之药，苦降温开，使阳气通，则胸中之饮化矣；枳实形圆臭香[4]，香以醒脾，圆主旋转，故用以为佐；继以大黄直决地道[5]，地道通，则饮邪有不顺流而下出哉？

又按：小承气汤是气药为臣，此汤是气药为君，其意以气行而水亦行，

〔1〕崇：高。
〔2〕业斯道者：从事医药学工作的人。斯，此，指医药学。
〔3〕胸满：《医宗金鉴》云：“胸字当是腹字，若是胸字，无用承气之理，是传写之伪。”
〔4〕臭（xiù 秀）：气味。
〔5〕地道：此指大便。

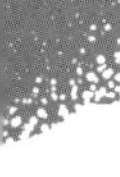

意深矣。三物汤、小承气汤与此汤药品俱同，其分两主治不同，学者宜细心研究。

● 葶苈大枣泻肺汤歌见肺痈

支饮不得息，此主之。

犀按：肺主气，为出入之路。师云：支饮不得息者，乃饮邪壅肺，填塞气路矣。方用葶苈泄肺气以开之，大枣补脾土以纳之，则气息畅矣。

● 小半夏汤

治呕家本渴，渴者为欲解，今反不渴，心下有支饮故也，此汤主之。

半夏一升　生姜半斤

上二味，以水七升，煮取一升半，分温再服。

歌曰：呕家见渴饮当除，饮以呕去，故渴。不渴应知支饮居，饮能制燥，今以不渴，知心下有支饮。半夏一升姜八两，源头探得病根锄。

男元犀按：《神农本草经》载半夏之功治甚大，仲师各方，无不遵法用之，凡呕者，必加此味。元明后，误认为治痰专药，遂有用朴硝水浸者；有用皂角水及姜水浸者；有用白芥子和醋浸者；市中用乌梅、甘草、青盐等制造者，更不堪入药；近日通用水煮，乘热以白矾拌晒切片者，皆失其本性，不能安胃止呕。宜从古法，以汤泡七次，去涎用之，或畏其麻口，以姜汁、甘草水浸透心，洗净晒干，再以清水浸三日，每日换水，蒸熟晒干用之。支饮之症呕而不渴者，旁支之饮未尽也。用小半夏汤者，重在生姜散旁支之饮，半夏降逆安胃，合之为涤饮下行之用，神哉！

● 己椒苈黄丸

治腹满，口舌干燥，此肠间有水气，此方主之。

防己　椒目　葶苈[1]　大黄各一两

〔1〕葶苈：《金匮》原文为“葶苈（熬）一两”。

上四味末之，蜜丸如梧子大，先食饮服一丸，日三服；稍增，口中有津液渴者，加芒硝半两。

歌曰：肠中有水口带干，水既聚于下，则无复润于上，后即水饮之入，皆趋于下，不能滋其燥，且以益其满矣。腹里为肠按部观，腹里为大小二肠部位，大肠主津液，今作满，为水气所伤，则津液不能上达于口舌，故干燥。椒己苈黄皆一两，蜜丸饮服日三餐。

程氏曰[1]："防己、椒目导饮于前""大黄、葶苈推饮于后""前后分消则腹满减而水饮行，脾气转而津液生矣"。与上方互异处，当求其理。

● 小半夏加茯苓汤

治卒呕吐，心下痞，膈间有水，眩悸者，主之。

半夏一升　生姜半斤　茯苓四两[2]

上三味，以水七升，煮取一升五合，分温再服。

歌曰：呕吐悸眩痞又呈，四苓升夏八姜烹；膈间有水金针度，澹渗而辛得病情[3]。

男元犀按：水滞于心下则为痞，水凌于心则眩悸，水阻胸膈，则阴阳升降之机不利，为呕吐。方用半夏降逆，生姜利气，茯苓导水，合之为涤痰定呕之良方。

● 五苓散歌见《长沙方歌括》

治瘦人脐下有悸，吐涎沫而颠眩，此水也，此方主之。

猪苓　泽泻　白术　茯苓　桂枝

喻嘉言云：水饮下郁于阴中，挟其阴邪，鼓动于脐则为悸，上入于胃则吐涎沫，及其郁极乃发，直上头目，为颠为眩。五苓散利水以发汗，为分

〔1〕程氏：程云来。以下引文见黄竹斋《金匮要略方论集注·痰饮咳嗽病脉证治》。
〔2〕茯苓：茯苓有用三两一法。
〔3〕澹渗：犹水滞。澹，水动貌。渗，水微出。

利表里阴阳之法[1]。

男元犀按：脐下动气，去术加桂，仲师理中丸法也。兹何以脐下悸而用白术乎？不知吐涎沫是水气盛，必得苦燥之白术方能制水；颠眩是土中湿气化为阴霾上弥清窍，必得温燥之白术方能胜湿。证有兼见，法须变通。

●附方

《外台》茯苓饮

治心胸中有停痰宿水，自吐出水后，心胸间虚，气满不能食；消痰气，令能食。

茯苓　人参　白术各三两　枳实二两　桔皮二两半　生姜四两

上六味，以水六升，煮取一升八合，分温三服，如人行八九里，通作一服进之。

歌曰：中虚不运聚成痰，枳二两参苓术各三，姜四桔皮二两半，补虚消满此中探。

男元犀按：人参乃水饮症之大忌，此方反用之，盖因自吐出水后虚气作满，脾弱不运而设也。方中人参补脾气，白术健胃气，生姜温中散寒气，茯苓降水气，桔皮、枳实化痰运参术，徐徐斡旋于中[2]，以成其补虚消食散满之妙用。此方施于病后调养则可，若痰饮未散者，切不可用。

●十枣汤见上

咳家其脉弦[3]，为有水，此主之。

支饮家，咳烦，胸中痛者，不卒死，至一百日或一岁[4]，宜此汤主之。

〔1〕水饮下郁于阴中……为分利表里阴阳之法：意引自《医门法律·痰饮门·痰饮留伏论》。

〔2〕斡（wò 卧）旋：居中调停。把病情扭转为好。

〔3〕咳家：指因饮邪上冲而咳的病人。

〔4〕至一百日或一岁：病程延续了一百天或一年。

男蔚按：凡人将咳之顷，喉间似哽非哽，似痒非痒，若有若无者，皆饮气干之也。饮气一干，则咳嗽作矣。除痨伤、积损、脉极虚、极细者，别有治法，若咳而脉弦，皆为水饮，皆宜十枣汤攻之；若诊得弦脉，畏不敢用，其饮动肺则咳，动心则烦，搏击阳气则胸痛，即至一百日一岁之久，亦以此方为背城之借，然亦危矣。此言治法当如是也，非谓必用其方，以致败名取怨。

喻云：咳嗽必因于痰饮，而五饮之中，独膈上支饮最为咳嗽根底〔1〕。外邪入而合之固嗽，即无外邪，而支饮渍入肺中，自令人咳嗽不已，况支饮久蓄膈上，其下焦之气逆冲而上者，尤易上下合邪也。夫以支饮之故，而令外邪可内，下邪可上，不去支饮，其咳终无愈期矣。去支饮，用十枣汤不嫌其峻，岂但受病之初？即蓄病已久，亦不能舍此而别求良法〔2〕。

● 小青龙汤见上

咳逆倚息不得卧，此方主之。

元犀按：十枣汤专治内饮而不及外邪，此方散外邪，涤内饮，为内外合邪之的方也。以下五方，皆本此方为加减。

● 桂苓五味甘草汤

治青龙汤下已，多唾口燥，寸脉沉，尺脉微，手足厥逆，气从少腹上冲胸咽，手足痹〔3〕，其面翕热如醉状〔4〕，因复下流阴股〔5〕，小便难，时复冒者，与此汤，治其气冲。按：脉沉微，支厥痹，面如醉，气冲时复冒，似少阴阴阳不交之症，学者可于临症时参辨之则可。

桂枝　茯苓各四两　五味半升　甘草三两，炙

〔1〕根底：基础，根本原因。

〔2〕咳嗽必因于痰饮……亦不能舍此而别求良法：引文见《医门法律·咳嗽门·咳嗽续论》，个别文字不同。

〔3〕手足痹：手足麻木不仁。

〔4〕翕热如醉状：面部潮润，发热而红，有如醉酒之状。

〔5〕阴股：两腿内侧，此处泛指下焦。

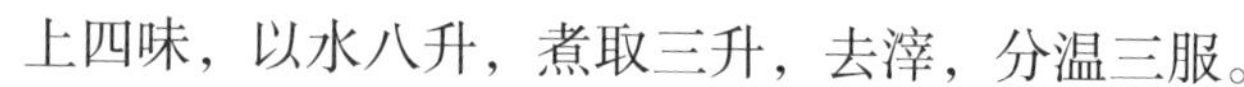

上四味，以水八升，煮取三升，去滓，分温三服。

歌曰：青龙却碍肾元亏，肾元亏而误服之，则动冲任之火，致变为已下诸证。上逆下流又冒时，气从少腹上冲胸咽，或面热如醉，或热气流于两股，或小便难而昏冒，忽上忽下，在阳无主，如电光之闪烁无定。味用半升苓桂四，甘三扶土镇冲宜。

男元犀按：仲师五味子必与干姜同用，独此方不用者，以误服青龙之后冲气大动，取其静以制动，故暂停不用也。

尤云：苓、桂能抑冲气，使之下行，然逆气非敛不降，故以五味之酸敛其气，土厚则阴火自伏，故以甘草之甘补其中也[1]。

●桂苓五味甘草去桂加姜辛汤

治服前药冲气即低[2]，而反更咳胸满者，此汤主之。

茯苓四两　甘草　干姜　细辛各三两　五味子半升

上五味，以水八升，煮取三升，去滓，温服半升，日三服。

歌曰：冲气低时得桂苓之力而低。咳寒饮渍肺则咳。满寒饮贮胸则满。频，前方去桂益姜辛；两次用桂而邪不伏，以桂能去阳分凝滞之寒，不能驱脏腑沉匿之寒，必得干姜、细辛大辛大热，方能泄胸中之满而止咳也。姜辛三两依原法，原法通微便出新。

●苓甘五味姜辛半夏汤

治服药前咳满即止，而更复渴，冲气复发者，以细辛、干姜为热药也。服之当遂渴，而渴反止者，为支饮也。支饮者，法当冒，冒者必呕，呕者复内半夏，以去其水。

茯苓四两　甘草　细辛　干姜各三两[3]　半夏　五味各半升

上六味，以水八升，煮取三升，去滓，温服半升，日三服。

---

〔1〕苓、桂能抑冲气……故以甘草之甘补其中也：引文见《金匮要略心典·痰饮咳嗽病脉证治》。

〔2〕冲气即低：指气从少腹上冲胸咽的症状减轻。

〔3〕各三两：《金匮》原文为“各二两”。

歌曰：咳满平时咳满之病，得姜辛而除。渴又加，旋而不渴饮余邪，渴者，以辛姜之热动之也；渴反止者，有余饮以制燥也。饮去则渴，饮来则不渴而冒呕。冒而必呕半升夏，增入前方效可夸。

男元犀按：前言气冲，是真阳上奔，必用桂、苓招纳之；此言气冲，是热药鼓之，只用半夏以降逆则愈。且冒而呕，半夏为止呕之神药也。一本去甘草，恐甘而助呕也。

● 苓甘五味姜辛半夏杏仁汤

治服药前水去呕止，其人形肿者，肺气不行也。加杏仁主之。其症应内麻黄，以其人遂痹，故不内之；若逆而内之者，必厥，所以然者，以其人血虚，麻黄发其阳故也。

茯苓四两　甘草　干姜　细辛各三两　五味　半夏　杏仁各半升

上七味，以水一斗，煮取三升，去滓，温服半升，日三服。

歌曰：咳轻呕止肿新增，面肿须知肺气凝；前剂杏加半升煮，可知一味亦规绳[1]。

男元犀按：形气，肺也。肺主皮毛，为治节之官。形肿者，肺气不行，凝聚不通故也。加杏仁者，取其苦泄辛开，内通肺气，外散水气，麻黄亦肺家之药，何以不用？虑其发越阳气而重伤津液也。

● 苓甘五味姜辛夏杏大黄汤

治面热如醉，此为胃热上冲熏其面，以前方加大黄以利之。

茯苓四两　甘草　干姜　细辛各三两　五味　半夏　杏仁各半升　大黄三两

上八味，以水一斗，煮取三升，去滓，温服半升，日三服。

歌曰：面热如醉火邪殃，胃热上冲熏其面。前剂仍增三两黄，驱饮辛温药一派，别能攻热制阳光。

〔1〕规绳：规矩准绳。

男元犀按：与冲气上逆、发热如醉者不同，彼因下焦阴中之阳虚，此不过肺气不利，滞于外而形肿，滞于内而胃热，但以杏仁利其胸中之气，大黄泄其胃中之热，则病愈矣。从咳逆倚息起至此，六方五变为结局，学者当留心细认。

徐忠可云：已上数方，俱不去姜、辛，即面热如醉亦不去，何也？盖以二味最能泄满止咳，凡饮邪未去，须以二味刻刻预防也[1]。按：孙真人最得此秘[2]，观麦门冬汤、五味子汤、补肺汤可见。余于此汤，凡桑白皮、阿胶、天冬、麦冬、茯苓、龙骨、牡蛎之类，随证加入，其效无比。

● 小半夏加茯苓汤见上

先渴后呕，为水停心下，此属饮家，此汤主之。

犀在直趋庭闻训曰[3]：此一节与上文似不相属，而不知先生治咳，着眼在"水饮"二字，故于完篇之后，随口逗出，此言外之提撕也[4]。今试畅发其义。盖饮水邪也，其本起于足太阳、足少阴二经，以二经为水之专司也。然太阳之水为表水，肤腠不宣水气，以致壅塞而为饮，则以小青龙发之。发之不能尽者，当从太阳之里而疏瀹之[5]，十枣汤是也。少阴之水为里水，下焦有寒，不能制伏本水，以致逆行而为饮，则以真武汤镇之。镇之而不尽服者，当从少阴之表而化导之，苓桂术甘汤是也。更进一步，从中土以提防之，从高原而利导之。熟则生巧，不能以楮墨传也[6]。近时喜用滑套之方，以六安煎、金沸草汤居于青龙之上，济生肾气丸、七味地黄丸驾乎真武之前，大体不碍者，吾亦姑如其说，究竟不如先生之原方效如桴鼓也。

---

〔1〕俱不去姜、辛……须以二味刻刻预防也：义引自《金匮要略论注·痰饮咳嗽病脉证治》。

〔2〕孙真人：即唐代医家孙思邈。

〔3〕闻训：向人请求教训。

〔4〕提撕：原义为"拉"，引申为提醒。

〔5〕瀹（yuè 跃）：疏通。

〔6〕楮（chǔ 础）：木名，其皮可制纸，因以为纸的代称。

消渴小便不利淋病方[1]

● 肾气丸歌见妇人杂病

治男子消渴[2]，小便反多，以饮一斗，小便亦一斗，此丸主之。

尤在泾云：水液属阴，非气不至；气虽属阳，中实含水，水与气非一亦非二也。方中若无桂、附，何以振作肾中颓落之阳，游溢精气上输脾肺邪[3]？

● 五苓散歌见《长沙方歌括》

治脉浮，小便不利，微热消渴者，宜利小便、发汗。

又治渴欲饮水，水入则吐者，名曰水逆。

尤在泾云：热渴饮水，水入不能已其热，热亦不能消其水，水与热结，热浮水外，故小便不利，微热消渴，此利其与热俱结之水，去其水外浮溢之热，热除水去，渴当自止。又热已消而水不行，则逆而成呕，乃消渴之变证[4]，曰水逆亦主之。

● 文蛤散歌见《长沙方歌括》

治渴欲饮水不止者[5]，此散主之。

---

〔1〕消渴：此包括热性病过程中的消渴和杂病消渴两种类型。

〔2〕消渴：此为杂病消渴。即渴而消水者。

〔3〕水液属阴……游溢精气上输脾肺邪：义引自《金匮要略心典·消渴小便不利淋病脉证治》。

〔4〕热渴饮水……乃消渴之变证：引文见《金匮要略心典·消渴小便不利淋病脉证治》，文字与原文略有出入。

〔5〕渴欲饮水：本节只治此症状，而无呕吐与小便不利，可知不是停水，亦非真正消渴，而是里热不盛之候。

文蛤

男元犀按：与《伤寒论》文蛤散症不同。《伤寒论》云：肉上粟起，反不渴者，水寒浸肺，涌于外，遏于上，其热被却不得出也；文蛤入肺降肺气，除湿热，利小便，取其以壳治壳之义也。本节云：渴欲饮水不止者，上无水湿遏郁，中有燥热上焚，脾干胃燥，不能生津滋渴，饮水不止者，燥甚也。水性轻和，不能生津润燥；文蛤则味咸寒，能育阴润燥，洒除热气，下出小便，燥热除，阴液长，而渴饮平矣。

● 栝蒌瞿麦丸

治小便不利者，有水气，其人若渴者[1]，宜之。

薯蓣　茯苓各三两　栝蒌根二两　附子一枚，炮　瞿麦一两

上五味末之，炼蜜丸如梧子大，每服二丸，日三服；不知，增至七八丸，以小便利、腹中温为知。

歌曰：小便不利渴斯成，水气留中液不生，下焦火衰，中焦土弱，水气存于中，阻其上下之津液不行。三两蓣苓瞿一两，一枚附子二蒌行。

男元犀按：《内经》云：膀胱者，州都之官，津液存焉，气化则能出矣[2]。余于气化能出之义，而借观之烧酒法，益恍然悟矣。酒由气化，端赖锅下之火力[3]，方中附子补下焦之火，即其义也：酒酿成之水谷，收于锅内而蒸之，则器具亦须完固，方中茯苓、薯蓣补中焦之土，即其义也；锅下虽要加薪，而其上亦要频换凉水，取凉水之气，助其清肃以下行，则源源不竭，方中栝蒌根清上焦之力，即其义也。至于出酒之窍道，虽云末所当后，亦须去其积垢而通达，方中瞿麦一味专通水道，清其源而并治其流也。方后自注“腹中温”三字，大有深义。

〔1〕若渴：《金匮》原文作“苦渴”，指口渴甚。
〔2〕《内经》：此指《素问·灵兰秘典论》。“存”原文作“藏”。
〔3〕端：全部。

●蒲灰散[1]

小便不利者，此散主之，滑石白鱼散、茯苓戎盐汤并主之。

蒲灰半分[2]　滑石三分

上三味杵为散，饮服方寸匕，日三服。

歌曰：小便不利用蒲灰，平淡无奇理备该；半分蒲灰三分滑，能除湿热莫疑猜。

●滑石白鱼散

滑石　乱发烧　白鱼[3]各二分

上三味杵为散，饮服方寸匕，日三服。

歌曰：滑石余灰乱发用火烧，名血余炭。与白鱼，专司血分莫踌躇；药皆平等擂调饮，水自长流不用疏[4]。

●茯苓戎盐汤

茯苓半斤　白术二两　戎盐弹子大，一枚

上三味，先将茯苓、白术煎成，入戎盐再煎，分温三服。

歌曰：一枚弹大取戎盐，茯苓半斤火自潜，更有白术二两佐，源流不滞自濡沾[5]。

尤在泾云：蒲，香蒲也。宁原云：香蒲去湿热，利小便，合滑石为清利小便之正法也。《别录》云：白鱼开胃下气，去水气，血余疗转胞小便不通，合滑石为滋阴益气，以利其小便者也。《纲目》：戎盐即青盐，咸寒入肾，

〔1〕蒲灰散：水气篇云：“厥而皮水者，蒲灰散主之。”可知本方主治当有浮肿证候。

〔2〕半分：《金匮》原文为“七分”。

〔3〕白鱼：即《本经》所载的衣鱼，能利小便。

〔4〕疏：疏导。

〔5〕濡沾：浸润。

以润下之性而就渗利之职，为驱除阴分水湿之法也。仲师不详见证，而并出三方，以听人之随证审用，殆所谓引而不发者欤[1]？

按：蒲灰散主湿热气分，滑石白鱼散主血分，茯苓戎盐汤入肾除阴火，二散可疗外疮，多效。

● 白虎加人参汤即白虎人参汤，见暍病

治渴欲饮水，口干燥者主之。

男元犀按：小便不利者，水病也。天水一气，金为水母，金气不行，则水道不通。曰渴欲饮水、口干燥者，火甚燥金，水源将竭也。治求其本，故用白虎加人参汤润燥金、补水源，使天气降而水气行，则渴燥自止矣。

● 猪苓汤歌见《长沙方歌括》

治脉浮，发热，渴欲饮水，小便不利者，宜之。

猪苓　茯苓　阿胶　滑石　泽泻

男元犀按：此与五苓散症迥别[2]。五苓散主脾不转输而水停，故发汗利水，为两解表里法。此则胃热甚而津液干，故以清热而滋燥，用育阴利水法，二者只差一粟[3]，学者自当细察焉。

---

〔1〕蒲……殆所谓引而不发者欤：引文见《金匮要略心典·消渴小便不利淋病脉证治》。　宁原：明代京口人，著有《食鉴本草》。转胞：病名。指以脐下急痛为主症的小便不通。

〔2〕迥（jiǒng 炯）别：差别很远。

〔3〕只差一粟：只差一点点。

水气病方

● 越婢加术汤即越婢汤加白术四两。方见下。

治里水一身面目黄肿[1]，其脉沉，小便不利，故令病水；假令小便自利，此亡津液，故令渴，此汤主之[2]。

歌曰：里水脉沉面目黄，水风相搏湿为殃；专需越婢平风水，四两术司去湿良。

男元犀按：水被热蓄，气为湿滞，致外不得通阳而作汗，内不能运气而利水，故令病水。云假令小便自利三句，疑非里水病也。越婢汤发肌表之邪，以清内蓄之热，加白术运中土，除湿气，利其小便，此分消表里法也。或云越婢散肌表之水，加白术止渴生津也。按：岂有小便自利亡津液而作渴者，仍用此汤，不顾虑其重伤津液乎？

● 防己黄芪汤歌见湿病中

治风水脉浮[3]，身重，汗出恶风者，此汤主之。

男元犀按：恶风者，风伤肌腠也。身重者，湿伤经络也。脉浮者，病在表也。何以不用桂枝、麻黄以发表祛风，而用防己、黄芪以补虚行水乎？盖以汗出为腠理之虚，身重为土虚湿胜，故用黄芪以走表塞空；枣、草、白术以补土胜湿；生姜辛以去风，温以行水；重用防己之走而不守者，领诸药环转于周身，使上行下出，外通内达，迅扫而无余矣。

---

〔1〕里水：《脉经》《外台》俱作“皮水”。皮水即脾虚湿重、水溢皮肤所致。　黄肿：《脉经》作“洪肿”。洪肿，指水肿之剧者。

〔2〕此汤主之：许多注家认为此句当在“故令病水”句之下为是。

〔3〕风水：多由风邪侵袭，肺气失于宣降，不能通调水道，水湿潴留体内所致。

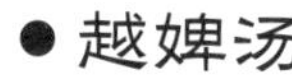

●越婢汤

治风水恶风，一身悉肿，脉浮不渴，续自汗出，无大热，此汤主之。

麻黄六两　石膏半斤　生姜三两　甘草二两　大枣十二枚

上五味，以水六升，先煮麻黄，去上沫，内诸药，煮取三升，分温三服。恶风加附子一枚，风水加术四两。

歌曰：一身悉肿属风多，水为风翻涌巨波；二草三姜十二枣，石膏八两六麻和。

男元犀按：恶风者，风也；一身悉肿者，水也；脉浮者，风发也。风为阳邪，风动则水火战而浪涌矣，涌于上则不渴，涌于外则续自汗出。云无大热者，热被水蔽，不得外越，内已酝酿而成大热矣。前章云身重，为湿多；此章云一身悉肿，为风多。风多气多热亦多，系属猛风，故君以石膏重镇之品，能平息风浪以退热，引麻黄直越其至阴之邪[1]，协生姜散肌表之水，一物而两握其要也。又以枣、草安中养正，不虑其过散伤液，所以图万全也。

●防己茯苓汤

治皮水四肢肿，水气在皮肤中，四肢聂聂动者[2]，此汤主之。

防己　黄芪　桂枝各三两　茯苓六两　甘草二两

上五味，以水六升，煮取二升，分温三服。

歌曰：四肢聂聂动无休，皮水情形以此求；己桂芪三草二两，茯苓六两砥中流。

徐忠可云：药亦同防己黄芪汤，但去术加桂、苓者，风水之湿在经络近内，皮水之湿在皮肤近外，故但以苓协桂渗周身之湿，而不以术燥其中气也。不用姜、枣者，湿不在上焦之营卫，无取乎宣之也[3]。

〔1〕至阴：此处指脾。

〔2〕聂聂：微微动貌。

〔3〕药亦同防己黄芪汤……无取乎宣之也：引文见《金匮要略沦注·水气病脉证并治》。

● 越婢加术汤见上

里水病[1]，此汤主之；甘草麻黄汤亦主之。

男元犀按：风水皮水之外，有正水而兼色黄[2]，名里水。里水虽无发汗之法，而邪盛正不衰者，亦必藉麻黄之力深入其中，透出于外，以收捷效。今色黄是湿热相杂于内，宜此汤。如寒气凝结于内，宜甘草麻黄汤。

● 甘草麻黄汤

甘草二两　麻黄四两

上二味，水五升，先煮麻黄，去上沫，内甘草煮取三升，温服一升，重覆汗出，不汗再服，慎风寒。

歌曰：里水原来自内生，一身面目肿黄呈；甘须二两麻黄四，气到二药上宣肺气，中助土气，外行水气。因知水自行。

蔚按：麻黄发汗最捷。徐灵胎谓其无气无味，不专一经，而实无经不到。盖以出入于空虚之地，凡有形之气血，不得而御之也。

● 麻黄附子汤即麻黄附子甘草汤。歌见《长沙方歌括》。

麻黄　附子　甘草

● 杏子汤[3]徐、尤云：疑是麻杏甘石汤。

水之为病，其脉沉小，属少阴，浮者为风无水，虚胀者为气水，发其汗即已。脉沉者，宜麻黄附子汤；浮者，宜杏子汤。

---

〔1〕里水：《外台》引范汪作“皮水”。又说：“皮水一身面目悉肿，甘草麻黄汤主之。”

〔2〕正水：多因脾肾阳虚，水停于里，上迫于肺所致。

〔3〕杏子汤：有人疑是麻杏甘石汤，其根据为“脉浮”，但是脉浮并不一定有内热，因此不能肯定有用石膏。我们认为主张麻黄杏仁甘草汤较中肯。

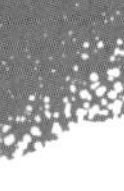

客问曰：《金匮》水气篇杏子汤方阙，诸家注说疑为麻杏甘石汤，不知是否？犀答曰：非也。麻杏甘石汤，《伤寒论》治发汗后汗出而喘，主阳盛于内也。本节云：水之为病，发其汗即已，未云热之为病自汗出也。盖麻杏甘石汤治内蕴化热自汗出之症，此水之为病，发其汗为宜，则麻杏甘石汤不可用矣。客又曰：何以知杏子汤，方用麻黄而不用石膏乎？余答曰：师云：水病发其汗即已。故知其必用麻黄，而不用石膏矣。夫以石膏质重，寒凉之性能除里热，清肺胃，同麻黄、杏仁降逆镇喘，外则旋转于皮毛，用之退热止汗则可，用之发表驱寒则不可耳。然则此篇师言脉沉小属少阴，用附子温经散寒，主石水之病[1]，即可知脉浮属太阳，用杏子启太阴之气，主正水之病，为变其脉症言之也。恐石膏之凝寒，大有关于脾肾，故不可用焉。高明如徐忠可及二张二程，俱疑为麻杏甘石汤，甚矣！读书之难也。而余以为其即麻黄、杏仁、甘草三味，不知是否？以俟后之学者，客悦而去。

● 蒲灰散歌见消渴

治厥而为皮水者，此主之。

按：皮水久而致溃，为逆而不顺之证，以此散外敷之。此厥字言证之逆，非四肢厥逆之谓也。诸家多误解。

● 黄芪芍药桂枝苦酒汤

治黄汗病，身体重，发热，汗出而渴，状如风水，汗沾衣，色正黄如柏汁，脉自沉。从何得之？以汗出入水中浴，水从汗孔入得之，此汤主之。

黄芪五两　芍药　桂枝各三两

上三味，以苦酒一升、水七升相合，煮取三升，温服一升，当心烦，服至六七日乃解。若心烦不止者，以苦酒故也。

歌曰：黄汗脉沉出汗黄，水伤心火郁成殃；师云：汗出入水中浴，水气从汗孔入而伤其心，故水火相侵而色黄，水气搏结而脉沉也。黄芪五两推方主，桂芍均三

[1] 石水：多因肝肾阴寒，水气凝聚下焦所致。

苦酒勷[1]。止汗太急，故心烦也，至六七日乃解者，正复而邪自退也。

男元犀按：桂枝行阳，芍药益阴。黄芪气味轻清，外皮最厚，故其达于皮肤最捷。今煮以苦酒，则直协苦酒之酸以止汗，但汗出于心，止之太急，反见心烦，至六七日，正复邪退，烦必自止；而不止者，以苦酒阻其余邪未尽故也。

又按：凡看书宜活看。此证亦有从酒后汗出当风所致者，虽无外水，而所出之汗，是亦水也。凡脾胃受湿，湿久生热，湿热交蒸而成黄，皆可以汗出入水浴之意悟之也。

● 桂枝加黄芪汤

黄汗之病，两胫自冷。假令发热，此属历节。食已汗出，又身常暮盗汗出者，此荣气也[2]。若汗出已，反发热者，久久其身必甲错，发热不止者，必生恶疮。若身汗，汗出已辄轻者，久久必身瞤[3]，瞤即胸中痛，又从腰以上汗出，下无汗，腰髋弛痛[4]，如有物在皮中状，剧者不能食，身疼重，烦躁，小便不利，此为黄汗，此汤主之。

桂枝　芍药　生姜各三两　甘草　黄芪各二两　大枣十二枚

上六味，以水八升，煮取三升，温服一升，须臾啜热稀粥一升余以助药力，温覆，取微汗；若不汗，更服。

歌曰：黄汗都由郁热来，历详变态费心裁；桂枝原剂芪加二，啜粥重温令郁久郁变证，从汗而达。开。

男元犀按：黄本于郁热得汗不能透彻[5]，则郁热不能外达。桂枝汤虽调和营卫，啜粥可令发汗，然恐其力量不及，故又加黄芪以助之，黄芪善走皮肤，故前方得苦酒之酸而能收，此方得姜、桂之辛而能发也。

前方止汗，是治黄汗之正病法；此方令微汗，是治黄汗之变证法。

---

〔1〕勷（xiāng 香）：同“襄”，帮助。
〔2〕荣气：《金匮》原文为“劳气”。指汗出过多引起的精气耗损。
〔3〕瞤：肌肉掣动。
〔4〕腰髋（kuān 宽）：即髋骨。
〔5〕黄：指黄汗。

●桂甘姜枣麻辛附子汤

治气分心下坚，大如盘，边如旋杯[1]，此汤主之。

桂枝　生姜各三两　细辛　甘草　黄麻各二两　附子一枚，炮　大枣十二枚

上七味，以水七升，先煮麻黄，去上沫，内诸药，煮取二升，分温三服，当汗出如虫行皮中，即愈。

歌曰：心下如盘边若杯，如旋杯。辛甘麻二附全枚，姜桂三两枣十二，气分须从气转回。大气一转，结气乃散。

【参】此证是心肾交病，上不能降，下不能升，日积月累，如铁石难破。方中用麻黄、桂枝、生姜以攻其上，附子、细辛以攻其下，甘草、大枣补中焦以运其气。庶上下之气交通，而病可愈，所谓大气一转，其结乃散也。

●枳术汤

治心下坚，大如盘，边如旋杯，水饮所作，此汤主之。

枳实七枚　白术二两

上二味，以水五升，煮取三升，分温三服，腹中饮，即当散也。

歌曰：心下如盘大又坚，邪之结聚散验其边，术宜二两枳枚七，苦泄转疗水饮愆[2]。

蔚按：言水饮，所以别于气分也。气无形，以辛甘散之；水有形，以苦泄之。方中取白术之温以健运，枳实之寒以消导，意深哉！

此方与上方互服，亦是巧法。

●附方

《外台》防己黄芪汤见湿病

治风水，脉浮为在表，其人或头汗出，表无他病，病者但下重，从腰以上为和，以下当肿及阴，难以屈伸。

---

〔1〕心下坚，大如盘，边如旋杯：谓心下坚如盘子般大，按之外坚而中空，故名杯。

〔2〕愆（qiān 迁）：罪过，错过。

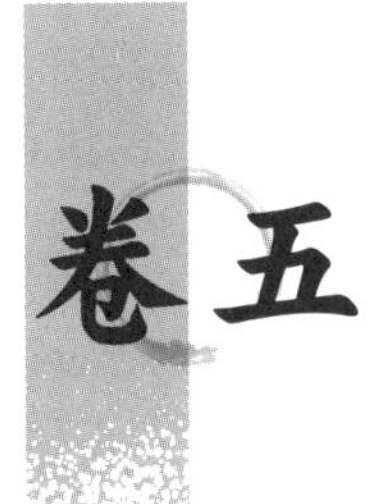

卷五

黄疸病方

● 茵陈蒿汤歌见《长沙方歌括》

治谷疸，寒热不食，食即头眩，心胸不安，久久发黄[1]，此汤主之。

茵陈蒿　栀子　大黄

男元犀按：太阴，湿土也；阳明，燥土也，《经》云[2]：谷入于胃，游溢精气，其上输下转，藉脾气之能也。谷疸者，食谷入胃，脾气不输，湿与热并，久则薰蒸成黄。黄成则营卫流行之机为之阻而不利，故有寒热不食之病。《经》云：食入于阴，长气于阳。食则头眩，心胸不安者，谷入于胃，挟浊气以上干也。主以茵陈蒿汤者，茵陈禀冬寒水之气，寒能胜热；佐以栀子味苦泻火，色黄入胃；挟大黄以涤胃肠之郁热，使之屈曲下行，则谷疸之邪，悉从二便而解矣。

● 硝石矾石散

治黄家日晡所发热，而反恶寒，此为女劳得之。膀胱急，少腹满，身尽黄，额上黑，足下热，因作黑疸；其腹胀如水状，大便必黑，时溏，此女劳之病，非水病也。腹满者难治，此散主之。

〔1〕久久发黄：久而久之身面发黄。

〔2〕《经》云：引自《灵枢·五味》。

硝黄熬黄　矾石烧。等分

上二味为散，大麦粥汁和，服方寸匕，日三服；病随大小便去，小便正黄，大便正黑，是其候也。

歌曰：身黄额黑渐及一身之黄俱黑。足如烘[1]，腹胀如水状，便溏便溏而色黑晡热丛[2]，日晡热，以申属膀胱，酉属贤也。等分矾硝和麦汁，女劳疸病夺天工[3]。

徐忠可云：硝能散虚郁之热，为体轻脱，而寒不伤脾；矾能却水，而所到之处邪不复侵，如纸既矾，即不受水渗也。以大麦粥调服，益土以胜水，合而用之，则散郁热，解肾毒。其与气血阴阳、汗下补泻等法毫不相涉，所以为佳[4]。

● 栀子大黄汤

治酒疸，心中懊侬，或热痛者，此汤主之。

栀子十四枚　大黄二两[5]　枳实五枚　豉一升

上四味，以水六升，煮取二升，分温三服。

歌曰：酒疸懊侬郁热蒸，大黄二两豉一升，栀子十四枳枚五，上下分消要顺承。

元犀按：栀子、豆豉彻热于上，枳实、大黄除实去满于下，此所谓上下分消、顺承热气也。

徐忠可云：因酒徒阴分大伤，故不用燥药以耗其津，亦不用渗药以竭其液，谓散热则湿不能留也。凡治湿热而兼燥者，于此可悟[6]。

---

〔1〕足如烘：足像在火上烤一样热。

〔2〕丛：丛生。原义“聚集”。

〔3〕夺天工：形容必然取得好疗效。

〔4〕硝能散虚郁之热……所以为佳：引文见《金匮要略论注·黄疸病脉证并治》。

〔5〕大黄二两：《金匮》原文为大黄一两。

〔6〕因酒徒阴分大伤……于此可悟：引文见《金匮要略论注·黄疸病脉证并治》，文字略有不同。

● 桂枝加黄芪汤歌见水气病中

治黄疸病，但当利其小便，假令脉浮者，当以汗解之，宜此汤主之。

男元犀按：黄疸症多由湿热内郁而成，为病在内也。郁在内者，宜内解，故曰当利其小便；小便通，则所郁皆去矣。假令脉浮者，病在肌表也，当外解，故曰当以汗解之。桂枝汤解肌发汗，加黄芪助之，以黄芪有发汗退黄之专长也。

● 猪膏发汤

治诸黄疸病。

猪膏半斤　乱发如鸡子大，三枚

上二味，和膏中煎之，发消药成，分再服，病从小便出。《千金》云：太医校尉史脱家婢黄病服此，胃中燥屎下便差，神验[1]。

歌曰：诸黄腹鼓大便坚，古有猪膏八两传，乱发三枚鸡子大，发消药熟始停煎。

男元犀按：猪膏主润燥，发灰主通小便。故《神农本草经》有自还神化句最妙，谓发为血余，乃水精奉心化血所生。今取以炼服，仍能入至阴之脏，助水精上奉心藏之神，以化其血也。沈目南谓：寒湿入于血分[2]，久而生热，郁蒸气血不利，证显津枯血燥，皮肤黄而暗晦，即为阴黄，当以此治之。且热郁既久，阴血无有不伤，治者皆宜兼滋其阴，故曰诸黄主之[3]。又按：时医惑于以人补人之说，每遇虚证，辄以紫河车配药。余幼时随侍[4]，闻家君与客常谈及紫河车一物。曰：某也服此今反肌肉羸瘦，某也服此，病

---

〔1〕《千金》云……神验：引文见《金匮要略方论集注·黄疸病脉证治》，个别字不同。

〔2〕沈目南：字明宗，清代医家，著有《伤寒六经辨证治法》《沈注金匮要略》。

〔3〕寒湿入于血分……故曰诸黄主之：引文见《金匮要略方论集注·黄疸病脉证治》，其中自“即为阴黄”句后，文字有不同，但义同。

〔4〕随侍：跟师学医。

反增剧，吾行道数十年，见有用紫河车者，未尝一效。余默识之。今省中行道辈，遇病人家有余资或病证虚弱火炽等证，即曰：非紫河车不能成功也。呜呼！是医也能活人乎？是药也而能活人乎？

● 茵陈五苓散

治黄疸病。

茵陈十分　五苓散五分

上二味和，先食饮服方寸匕，日三服。

歌曰：疸病传来两解方，表里两解。茵陈末入五苓尝；五苓五分专行水，茵陈十分却退黄。

男元犀按：五苓散功专发汗利水，助脾转输；茵陈蒿功专治湿退黄，合五苓散为解郁利湿之用也。盖黄疸病由湿热瘀郁，熏蒸成黄，非茵陈蒿推陈致新，不足以除热退黄，非五苓散转输利湿，不足以发汗行水。二者之用，取其表里两解，为治黄之良剂也。

● 大黄硝石散

治黄疸、腹满，小便不利而赤，自汗出，此为表和里实[1]，当下之，宜此汤。

大黄　黄柏　硝石各四两　栀子十五枚

上四味，以水六升，煮取二升，去滓，内硝更煮取一升，顿服。

歌曰：自汗表无邪也。屎难大便难。腹满时，表和里实贵随宜；硝黄四两柏同数，十五枚栀任指麾[2]。

男元犀按：黄疸病湿热交郁，不得外通，今自汗出者，外已通也。腹满、小便不利而赤者，湿热仍实于里也。实者当下，故用大黄除满去实，硝石领热气下趋二便，又以黄柏除湿退黄，栀子散热解郁。湿热散，二便调，则里气亦和矣。

〔1〕表和里实：表证已缓和而里实仍强实。

〔2〕麾（huī 挥）：指挥。

● 小半夏汤见痰饮

治黄疸病，小便色不变，欲自利，腹满而喘，不可除热，热除必哕。哕者，此汤主之。

元犀按：《伤寒论》云：瘀热在里，身必发黄。此云小便色不变，欲自利者，可知内无瘀热矣。盖喘满属中气虚弱，故曰不可除热。师恐后人误投寒剂伤中，故立小半夏汤以救误治也。用半夏和胃以镇逆，生姜温理中脏，中温则升降自如，而喘满呕逆自愈。

又按：若中虚发黄者，余每用理中汤、真武汤等加茵陈蒿，多效。

● 小柴胡汤见呕吐

治诸黄腹痛而呕者，宜此汤主之。

男元犀按：呕者，胃气不和也。腹痛者，木邪犯胃也。小柴胡汤达木郁、和胃气，使中枢运则痛止而黄退矣[1]。非小柴胡汤可概治诸黄也。

● 小建中汤见血痹虚劳

治男子黄，小便自利，当与虚劳小建中汤。

男蔚按：此言土虚而现出黄色也。虚极者，宜补土之母，四逆辈可与间服[2]。然单言男子，谓妇人血瘀发黄，尚有桃仁承气汤法也。苟属虚黄，亦宜以此汤加当归、益母叶之类也。

● 附方

瓜蒂散[3] 见宿食

治诸黄。

〔1〕中枢：中焦。

〔2〕辈：这一类方。　间服：间隔服用。

〔3〕瓜蒂散：校者按：宋本作瓜蒂汤。见暍病。

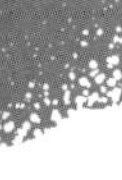

男元犀按：瓜蒂散《伤寒论》三见，俱主胸中之病。《金匮》取之附治诸黄，何也？盖黄乃湿热相并，郁蒸不得外越，用瓜蒂散吐而越之，使上膈开而下窍达，湿热之邪自有出路矣，故曰治诸黄。

《千金》麻黄醇酒汤

治黄疸。

麻黄三两

上一味，以美酒五升，煮取二升半，顿服尽。冬月用酒，春日用水煮之。

歌曰：黄疸病由郁热成，驱邪解表仗雄兵；五升酒煮麻三两，春换水兮去酒烹。

男元犀按：麻黄轻清走表，乃气分之药，主无汗表实症。黄疸病不离湿热之邪，用麻黄醇酒汤者，以黄在肌表荣卫之间，非麻黄不能走肌表，非美酒不能通营卫，故用酒煮以助麻黄发汗，汗出则营卫通，而内蕴之邪，悉从外解矣。

惊悸吐衄下血胸满瘀血方

● 桂枝去芍药加蜀漆牡蛎龙骨救逆汤歌见《长沙方歌括》

治火邪者，此汤主之。

桂枝　甘草　生姜　大枣　蜀漆　牡蛎　龙骨

孙男心典禀按：举火邪冠于方首，示人治血先治火也。又恐治火专主寒滞之品，故拈出此方不寒不滞以立榜样，意深哉！《伤寒论》注解甚详，不必再释。

● 半夏麻黄丸

治心下悸者，此丸主之。

半夏　麻黄各等分

上二味末之，炼蜜为丸小豆大，饮服三丸，日三服。

歌曰：心下悸都缘饮气维〔1〕，夏麻等分蜜丸医；一升一降存其意，神化原来不可知。

尤在泾云：半夏蠲饮气，麻黄发阳气。妙在作丸与服，缓以图之，则麻黄之辛甘不能发越津气，而但能升引阳气；即半夏之苦辛，亦不特蠲除饮气，而并和养中气。非仲景神明善变者，其孰能与于此哉〔2〕？

● 柏叶汤

治吐血不止者，此汤主之。

柏叶　干姜各三两　艾三把

---

〔1〕心悸都缘饮气维：心悸都是由于饮气引起的。

〔2〕半夏蠲饮气……其孰能与于此哉：引文见《金匮要略心典·惊悸吐衄下血胸满瘀血病脉证治》。

上三味，以水五升，取马通汁一升合煮，取一升，分温再服。

《千金》加阿胶三两，亦佳。

歌曰：吐血频频不肯休，久吐不止，凡一切寒温补泻之药，服之殆尽矣。马通升许溯源流，热气伏藏于阴分，逼血妄行不止。马属火，取其通之同气以导之。干姜三两艾三把，二味温散，宣发其热使行阳分，则阴分之血无所逼而守其经矣。柏叶行阴三两求。柏叶抑之使降，合马通导之使下，则余烬之瘀一概蠲矣。

前方歌括之小注颇详，毋庸再释。但愚每用前方，病家皆惊疑不能听。今拟加减法，用生侧柏五钱，干姜（炮透）一钱五分，生艾叶三钱，水一杯半，马通一杯，煎八分服。如无马通，以童便代之。

马粪用水化开，以布滤汁澄清，为马通水。

● 黄土汤

治下血，先便后血，此远血也；亦主吐衄。

甘草　干地黄　白术　附子炮　阿胶　黄芩各三两　灶中黄土半斤

上七味，水八升，煮取三升，分温三服。

歌曰：远血先便血续来，半斤黄土莫徘徊；术胶附地芩甘草，三两同行血证该。不仅治下血，而吐血、衄血与妇人血崩等证俱该在内。

王晋三云：《金匮》以下血先血后便为近血，明指脾络受伤，日渗肠间，瘀积于下，故大便未行而血先下，主之以赤小豆利水散瘀，当归和脾止血。若先便后血为远血，明指肝经别络之血，因脾虚阳陷生湿，血亦就湿而下行，主之以灶心黄土温燥而去寒湿，佐以生地、阿胶、黄芩入肝以治血热，白术、甘草、附子扶阳补脾以治本虚。近血内瘀，专力清利；远血因虚，故兼温补。治出天渊，须明辨[1]。

按：此方以灶心黄土易赤石脂一斤，附子易炮干姜二两，炮紫更妙，或加侧柏叶四两。络热，加鲜竹茹半斤。

---

〔1〕《金匮》以下血先血后便为近血……须明辨：引文见《绛雪园古方选注·内科·黄土汤》。

● 赤小豆当归散[1] 见狐惑

治下血先血后便，此近血也，此主之。

男元犀按：肝为血海，气通胞中，主宣布之权，虚则失其权矣。曰先血后便者，肝失其统，不能下宣，致胞中之血渗入肛门也。近血者，胃接二肠，胞与肠前后，此之最近也。若胃肠受湿热，致伤其气，必通于胞中而迫血妄行。赤小豆入心清热解脏毒；当归入肝补虚散郁，能宣其血入于经隧也[2]。

● 泻心汤

治心气不足[3]，吐血衄血者，此汤主之。

大黄二两　黄连　黄芩各一两

上三味，以水三升。煮取一升，顿服之。

歌曰：大热上攻心气伤，即心气不足。清浊二道血洋洋[4]，火逼血从浊道出则为吐，血从清道出则为衄血。大黄二两芩连一，釜下抽薪请细详[5]。

蔚按：火邪盛而迫血，则错经妄行。血为心液，血伤无以养心，致心阴之气不足也。故曰心气不足，非心阳之气不足也。用芩、连苦寒之品，入心清火以培心气；大黄去瘀生新，此一补一泻之法也。

---

〔1〕赤小豆当归散：三星书店发行的《陈修园医书四十八种》作“赤小豆散”。

〔2〕经隧：经络的通道。

〔3〕心气不足：对于“心气不足”，历代注家看法不一。一是说心气不足，一是说心气不定，一是说心气有余，一是说阴气不足。此篇按语中指“心阴之气不足”。

〔4〕清浊二道：清道指鼻，浊道指口。

〔5〕釜下抽薪：意为泻热于下。

呕吐哕下利方

● 吴茱萸汤歌见《长沙方歌括》

治呕而胸满者。

又主干呕、吐涎沫、头痛者。

吴茱萸　人参　生姜　大枣

受业林礼丰按：胸为阳位，旷如太空。呕而胸满者，阴邪占据阳位也，故重用生姜、吴萸之大辛大温，以通胸中之阳，以破阴霾之气；佐以人参、大枣之一阴一阳，以建脾胃之气，以镇逆上之阴，使阳光普照，而阴翳自消，有何干呕、胸满、吐涎沫之患哉？

● 半夏泻心汤歌见《长沙方歌括》

治呕而肠鸣，心下痞者，此汤主之。

半夏　黄芩　干姜　人参　甘草　黄连

长男蔚按：呕而肠鸣并无下利，心下痞不因误下，何以上下之阻隔若是？盖因饮停心下，上逆为呕，下干为肠鸣，饮不除则痞不消，欲蠲饮必资中气。方中参、枣、草以培中气，藉半夏之降逆，佐芩、连以消痞，复得干姜之温散，使痞者通、逆者降矣。妙在去滓再煎，取其轻清上浮，以成化痞降逆之用耳。

● 黄芩加半夏生姜汤歌见《长沙方歌括》

治干呕而利者，此汤主之。

黄芩　甘草　芍药　大枣　生姜　半夏

男元犀按：太阳主开，少阳主枢。干呕者，少阳之邪欲从太阳之开而外出也。下利者，太阳之邪不能从枢外出而反从枢内陷也。用黄芩加半夏生姜汤者，转少阳之枢，达太阳之气，交上下，清里热，而姜、夏又能止呕降逆也。此即小柴胡汤去柴胡、人参加芍药。去之者，恐其助饮而增呕；加之者，取其和胃而降逆。伊圣之方，鬼神莫测也！

● 小半夏汤见痰饮

治诸呕吐，谷不得下者，此汤主之。

犀按：胃主纳谷。谷不得下者，胃气虚寒也。呕吐者，饮随寒气上逆也。胃虚饮逆，非温不能散其寒，非辛不能降其逆。用半夏涤饮降逆，生姜温中散寒，使胃气温和，而呕吐自平。

● 猪苓散

治呕吐而病在膈上，后思水者，解，急与之；思水者，此散主之。

猪苓　茯苓　白术各等分

上三味，杵为散，饮服方寸匕，日三服。

歌曰：呕余思水与之佳，少与之饮，以救其液。过与须防饮气乖[1]，恐旧饮方去，新饮复来。猪术茯苓等分捣，祟土以逐水，不使支饮阻其正津，则不渴。饮调寸匕自和谐。

● 四逆汤歌见《长沙方歌括》

治呕而脉弱，小便复利，身有微热，见厥者难治，此汤主之。

附子　甘姜　甘草

男元犀按：呕与热为阴邪所迫，小便利与见厥，证属无阳。脉弱者，真脏虚寒也[2]。用四逆汤彻上下之阴邪，招欲散之残阳，引气血接回其厥，外温经，内温藏，面面俱到。

〔1〕乖：不顺，作怪。

〔2〕真脏：五脏的真元。

小柴胡汤歌见《长沙方歌括》

治呕而发热者，此汤主之。

柴胡　半夏　黄芩　人参　甘草　生姜　大枣

男蔚按：呕而发热者，少阳表症也。表未解则内不和，故作呕也。阳明主肌肉，木邪忤土，故作肌热而呕。用小柴胡汤转枢以出其邪，邪解则热退而呕止也。

大半夏汤

治胃反呕吐者，此汤主之。

半夏二升　人参三两　白蜜一升

上三味，水一斗二升，和蜜扬之二百四十遍，煮药，取二升半，温服一升，余分再服。

歌曰：从来胃反责之冲脉上乘，半夏二升蜜一升，三两人参劳水煮，水扬二百四十遍名劳水，又名甘澜水。纳冲养液有奇能。

元犀按：此方用水之多，取其多煮白蜜，去其寒而用其润，俾粘腻之性流连于胃[1]，不速下行，而半夏、人参之力，可以徐徐斡旋于中。非参透造化之理者，不能悟及。余遇医辈偶谈及于此，不能再三问难，便知其庸陋欺人[2]，则不复与谈矣。

膈咽之间，交通之气不得降者，皆冲脉上行，逆气所作也。师以半夏降冲脉之逆，即以白蜜润阳明之燥，加人参以生既亡之津液，用甘澜水以降逆上之水液。古圣之经方，惟师能用之。

大黄甘草汤

治食已即吐者，此汤主之。

---

〔1〕俾（bǐ 比）：使。

〔2〕庸陋：平庸凡俗。

大黄四两　甘草二两

上二味，以水三升，煮取一升，分温再服。

歌曰：食方未久吐相随，食已即吐。两热冲来自不支；胃素有热，食复入之，两热相冲，不停片刻而吐出。四两大黄二两草，上从下取法神奇[1]。

蔚按：师云：欲吐者，不可下之。又云：食已即吐者，大黄甘草汤下之。二说相反，何也？曰：病在上而欲吐，宜因而越之；若逆之使下，则愦乱矣[2]，若既吐矣，吐而不已，是有升无降，当逆折之。

尤在泾云：云雾出于地，而雨露降于天，地不承则天不降矣。可见天地阴阳同此气机，和则俱和，乖则并乖，人与天地相参。故肺气象天，病则多及二阴；脾、胃、大小肠象地，病则多及上窍。丹溪治小便不通，用吐法而开提肺气，使上窍通而下窍亦通，与大黄甘草汤之治呕吐，法虽异而理可通也[3]。

● 茯苓泽泻汤

治胃反，吐而渴欲水者，此汤主之。

茯苓半斤　泽泻四两　甘草　桂枝各二两　白术三两　生姜四两

上六味，以水一斗，煮取三升，内泽泻，再煮取二升半，温服八合，日三服。

《外台》治消渴脉绝胃反者，有小麦一升。

歌曰：吐方未已渴频加，与吐后渴为欲愈者不同，亦与猪苓散症未吐而先渴者不同。苓八两生姜四两夸，二两桂甘三两术，泽须四两后煎嘉。后煮泽泻，取其性补阴而利水，不宜煮之太过也。

徐忠可云：此方于五苓散中去猪苓者，以胃反证水从吐出，中无水气而渴也。加生姜、甘草者，合苓、术等药以解表里之虚邪，更能和中而止

〔1〕上从下取：呕发于上，却用大黄甘草汤荡涤积热于下。

〔2〕愦（kuì 愧）：昏乱。

〔3〕云雾出于地……法虽异而理可通也：引文见《金匮要略心典·呕吐哕下利病脉证治》。

呕也[1]。

● 文蛤散

治吐后渴欲得水而贪饮者，此汤主之，兼主微风、脉紧、头痛。

文蛤　石膏各五两　麻黄　甘草　生姜各三两　杏仁五十粒　大枣十二枚

上七味，以水六升，煮取二升，温服一升，汗出即愈。

歌曰：吐而贪饮证宜详，文蛤石膏五两量；十二枣枚杏五十，麻甘三两等生姜。

元犀按：水虽随吐而去，而热不与水俱去，故贪饮不休，与思水者不同。方中麻黄与石膏并用，能深入伏热之中，顷刻透出于外，从汗而解，热解则渴亦解，故不用止渴之品。并主微风、脉紧、头痛者，以风为阳邪，得此凉散之剂而恰对也。

● 半夏干姜汤

治干呕吐逆、吐涎沫者，此散主之。

半夏　生姜各等分

上二味，杵为散，取方寸匕，浆水一升半煮取七合，顿服之。

歌曰：吐而干呕沫涎多，惟不胸满、不头痛，与吴茱萸汤证不同。以虚有微甚，邪有高下之别也。胃腑不责于厥阴，专责于阳明。虚寒气不和，姜夏等分磨浆水煮，数方小半夏汤、生姜半夏汤。相类颇分科。浆水甘酸，能调中引气，止呕哕。

● 生姜半夏汤

治病人胸中似喘不喘，似呕不呕，似哕不哕，彻心中愦愦无奈者，此汤主之。

半夏半升　生姜汁，一升

[1] 此方于五苓散中去猪苓者……更能和中而止呕也：引文见《金匮要略论注·呕吐哕下利病脉证治》，文字表述略有不同。

上二味，以水三升煮半夏，取二升，内生姜汁，煮取一升半，小冷，分四服，日三夜一，呕止，停后服。

歌曰：呕哕都非喘又非，似呕之状，不似呕之有物；似哕之有声，不似哕之连声；似喘之气逆，不似喘之气急。彻心愦愦莫从违；懊侬之甚，无可奈何，皆饮邪与寒邪搏结于胸。一升姜汁半升夏，分煮同煎妙入微。

【参】与吴茱萸之降浊、干姜之温中不同。盖彼乃虚寒上逆，此乃客邪搏饮也。方即小半夏汤，不用姜而用汁者，以降逆之力少、散结之力多也。

● 橘皮汤

治干呕哕，若手足厥者，此汤主之。

橘皮四两　生姜半斤

上二味，以水七升，煮取三升，温服一升，下咽即愈。

歌曰：哕而干呕厥相随，气逆于胸阻四肢；于呕非胃反，厥非无阳，乃气逆于胸、不行于四末故也。初病气虚一服验，生姜八两四陈皮。

元犀按：《金匮》论哕，与方书不同，专指呃逆而言也。

● 橘皮竹茹汤

治哕逆者，此汤主之。

橘皮二斤　竹茹二升　大枣三十枚　生姜半斤　甘草五两　人参一两

上六味，以水一斗，煮取三升，温服一升，日三服。

歌曰：哕逆因虚热气乘，一参五草八姜胜，枣枚三十二斤橘，生竹青皮即竹茹也。刮二升。

犀按：《浅注》已详方义，不再释。《金匮》以呃为哕，凡呃逆证，皆是寒热错乱，二气相搏使然。故方中用生姜、竹茹，一寒一热以祛之；人参、橘皮，一开一合以分之；甘草、大枣奠安中土，使中土有权，而哕逆自平矣。此伊圣经方，扁鹊丁香柿蒂散即从此方套出也。

● 四逆汤见上

治下利后，腹胀满、身体疼痛者，先温其里，乃攻其表。温里宜四逆汤，攻表宜桂枝汤。

● 桂枝汤见妇人妊娠病

● 大承气汤见痉病

治下利，三部脉皆平，按之心下坚者，宜之。
治下利脉迟而滑者，实也；利未欲止，急下之，宜此汤。
治下利脉反滑者，当有所去，下乃愈，宜此汤。
治下利已差，至其年月日时复发者，以病又不尽故也，宜此汤。

● 小承气汤歌解见《长沙方歌括》

治下利谵语者，有燥屎也，宜此汤。
大黄　枳实　厚朴

● 桃花汤歌解见《长沙方歌括》

治下利便脓血者，宜此汤。
赤石脂　干姜　粳米

● 白头翁汤歌解见《长沙方歌括》

治热利下重者，宜之。
白头翁　黄连　黄柏　秦皮

● 栀子豉汤歌解见《长沙方歌括》

治下利后更烦，按之心下濡者，为虚烦也，此主之。

栀子　香豉

● 通脉四逆汤歌见《长沙方歌括》

治下利清谷，里寒外热，汗出而厥，此主之。

附子　干姜　甘草

● 紫参汤

治下利肺痛者，此汤主之。

紫参半斤　甘草三两

上二味，以水五升，先煮紫参，取二升，内甘草煮取一升半，分温三服。

歌曰：利而肺痛是何伤？浊气上干责胃肠；肺与大肠相表里。八两紫参三两草，通因通用细推详。肠中积聚，是肺气不行于大肠。

男蔚按：肺为华盖，诸脏之气皆上熏之，惟胃肠之气下降而不上干于肺，故肺为清肃之脏而不受浊气者也。夫肺与大肠相表里，肠胃相连，下利肺痛者，肠胃之浊气上干于肺也，故主以紫参汤。《本经》云：紫参主治心腹寒热积聚邪气；甘草解百毒，奠中土，使中土有权而肺金受益，肠胃通畅而肺气自安，肺气安则清肃之令行矣，何有肺痛下利之病哉？

● 诃梨勒散

治气利者，此散主之。

诃梨勒十枚

上一味为散，粥饮和，顿服。

歌曰：诃梨勒散涩肠便，气利还须固后天[1]，十个诃梨煨研末，调和米饮不须煎。

男元犀按：气利者，肺气下脱，胃肠俱虚，气陷屎下。急用诃梨勒涩肠胃以固脱，又用粥饮扶中以转气，气转而泻自止耳。

---

〔1〕后天：即脾胃。

附方

《千金翼》小承气汤见上

治大便不通，哕数谵语。

《外台》黄芩汤

治干呕下利者。

黄芩　人参　干姜各三两　桂枝一两　大枣十二枚　半夏半升

上六味，以水七升，煮取三升，温分三服。

歌曰：干呕利兮责二阳，太阳阳明递相传也。参芩三两等干姜，桂枝一两半升夏，枣十二枚转运良。

男元犀按：此即小柴胡汤变法。方中以桂枝易柴胡，以干姜易生姜，去甘草是也。太阳病不解，并入阳明，阴阳舛错[1]，而为呕吐下利也。方用黄芩、干姜，寒温并进，使之入胃以分阴阳，又以参、枣安胃，桂枝祛邪，半夏降逆，且半夏生当夏半，正阴阳交界之门，取之以和阴阳。阴阳和则中枢转、上下交，而呕利止矣。

〔1〕舛（chuǎn 喘）错：错乱。

疮痈肠痈浸淫病方

● 薏苡附子败酱散

治肠痈之为病，其身甲错，腹皮急，按之濡如肿状，腹无积聚，身无热，脉数，此为肠内有痈脓，此散主之。

薏苡仁十分　附子二分　败酱五分

上三味，杵为散，取方寸匕，以水二升，煎减半，顿服，小便当下。

歌曰：气血凝内痈阻外肤，气血为内痈所夺，不荣于外，其身甲错，言如鳞甲之交错也。腹皮虽急按之濡；附宜二分苡仁十，败酱还须五分驱。

王晋三云：心气抑郁不舒，则气结于小肠之头，阻传道之去路而为痈肿，即《内经》所谓：脏不容邪，则远之于腑也。故仲景重用薏苡，开通心气，荣养心境；佐以败酱，化脓为水；使以附子，一开手太阳小肠之结，一化足太阳膀胱之气，务令所化之毒仍从水道而出。精微之奥，岂庸浅者所能推测耶[1]？

● 大黄牡丹汤

治肠痈者少腹肿痞，按之即痛如淋，小便自调，时时发热，自汗出，复恶寒；其脉迟紧者，脓未成，可下之；脉洪数者，脓已成，不可下之也，此汤主之。

大黄四两　牡丹一两　桃仁五十个　冬瓜仁半升　芒硝三合

上五味，以水六升，煮取一升，去滓，内芒硝再煎数沸，顿服之。有脓当下，如无脓当下血。

歌曰：肿居少腹按之即痛如淋，小便自调，时时发热，自汗出，复恶寒。大肠痈，

〔1〕心气抑郁不舒……岂庸浅者所能推测耶：引文见《绛雪园古方选注·外科·薏苡附子败酱散》。

黄四牡丹一两从，冬瓜子仁半升桃五十，芒硝三合泄肠脓。

王晋三云：肺与大肠相表里。大肠痈者，肺气下结大肠之头，其道远于上，其位近于下，治在下者因而夺之也。故重用大黄、芒硝开大肠之结，桃仁、丹皮下将败之血，至于清肺润肠，不过瓜子一味而已。服之当下血，下未化脓之血也；若脓已成形，肉已坏，又当先用排脓散及汤。故原文云脓已成，不可下也[1]。

● 王不留行散

治金疮病。

王不留行十分，八月八日采　蒴藋细叶十分，七月七日采　甘草十八分　桑东南根白皮，十分，三月三日采　黄芩二分　蜀椒三分　厚朴二分　干姜二分　芍药二分

上九味，王不留行、蒴藋、桑皮三味烧灰存性，各别杵筛，合治之为散，服方寸匕。小疮即粉之[2]，大疮但服之，产后亦可服。

歌曰：金疮诹吉日按春秋而采不留行[3]，桑蒴同王不留行按时而取三物，各十分明，芩朴芍姜均二分，三分之蜀椒十八分之甘草相成。

尤在泾云：金疮经脉斩绝，营卫阻弛，治之者，必使经脉复行、营卫相贯而后已[4]。

除烧灰外，余药不可日曝，火炙方效。

元犀按：金疮伤处，封固不密，中于风则疮口无汁，中于水则出青黄汁。风则发痉，水则湿烂成疮。王不留行疾行脉络之血灌溉周身，不使其湍激于伤处[5]；桑根皮泄肌肉之风水；蒴藋叶释名接骨草，渗筋骨之风水，三者

〔1〕肺与大肠相表里……不可下也：引文见《绛雪园古方选注·外科·大黄牡丹汤》。

〔2〕粉：磨成粉敷在疮上。

〔3〕诹（zōu 邹）：选择。

〔4〕经脉斩绝……营卫相贯而后已：引文见《金匮要略心典·疮痈肠痈浸淫病脉证并治》。　阻弛：阻碍延缓。

〔5〕湍激：急激。

皆烧灰，欲其入血去邪止血也。川椒祛疮口之风，厚朴燥刀痕之湿，黄连退肌热，芍药散恶血，干姜和阳，甘草和阴。用以为君者，欲其入血退肿生肌也。风湿去，阴阳和，疮口收、肌肉生，此治金疮之大要。

● 排脓散

枳实十六枚　芍药六分　桔梗二分

上三味，杵为散，取鸡子黄一枚，以药散与鸡黄相等，揉和令相得，饮和服之，日一服。

歌曰：排脓散药本灵台[1]，《内经》谓先师歃血而盟者是[2]。枳实为君十六枚，六分芍兮桔二分，鸡黄一个简而该。

元犀按：枳、桔行气滞，芍药通血滞，从气血以排之，人所易知也。妙在揉入鸡子黄一枚，取有情之物以养心脾之阴，则排之之法，独得其本也。

● 排脓汤

甘草二两　桔梗三两　生姜一两　大枣十枚

上四味，以水三升，煮取一升，温服五合，日再服。

歌曰：排脓汤与散悬殊，一两生姜二草俱，大枣十枚桔三两，通行营卫是良图。

元犀按：方中取桔梗、生姜之辛，又取大枣、甘草之甘；辛甘发散为阳，令毒从阳化而出，排之之妙也。

● 黄连粉方未见

治浸淫疮，从口起流向四肢者可治，从四肢流来入口者不可治，浸淫疮，此粉主之。

---

〔1〕灵台：灵台兰室，黄帝藏书之所。此当是指《内经》。

〔2〕歃（shà 煞）血：古代订立盟约的一种仪式，以指蘸血，涂于口旁。

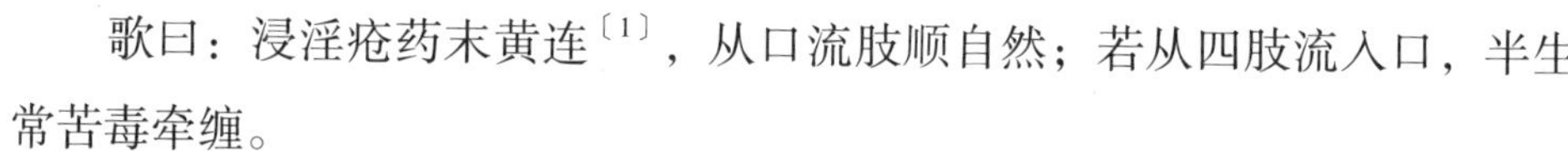

歌曰：浸淫疮药末黄连[1]，从口流肢顺自然；若从四肢流入口，半生常苦毒牵缠。

元犀按：浸淫疮系传染之疾也。从口起流向四肢者，毒气外出也，故曰可治；从四肢起流来入口者，毒气由外入内，固结于脏腑之间[2]，故曰不可治。黄连粉方未见，疑即黄连一味为末，或敷或服，随宜择用。

〔1〕末黄连：把黄连研成粉末。

〔2〕固结：聚集。

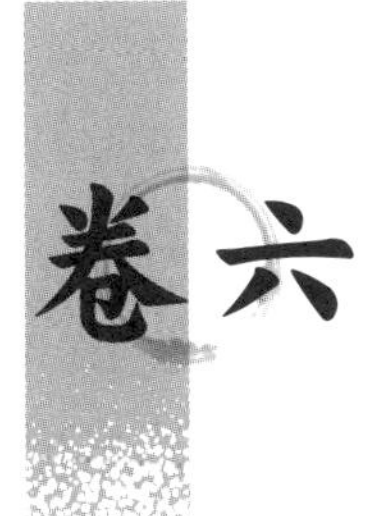

卷六

趺蹶手指臂肿转筋阴狐疝蛔虫方

● 藜芦甘草汤方未见

治病人常以手指、臂肿动，此人身体瞤瞤，此汤主之。

歌曰：体瞤臂肿主藜芦，痫痹风痰俱可驱；芦性升提草甘缓，症详趺蹶遍寻无。

男元犀按：痰涎为湿气所生，留滞胸膈之间，久则变生无定。云病人常以手指臂肿动、身体瞤瞤者，是气被痰阻，湿无去路，或加邪风，风行气亦行，引动积痰毒气，此所以群动并发[1]，扰乱心君不宁也。手足项背牵引掣痛、走易不定者[2]，心君之令不行，肺无以传其治节也。藜芦性毒，以毒攻毒，吐久积风痰，杀虫、通支节，除痫痹也；助用甘草者，取甘润之意，以其能解百毒也。方虽未见，其意不过是耳。

● 鸡屎白散

治转筋病，其人臂脚直，脉上下行，微弦，转筋入腹者，此散主之。

鸡屎白为散，取方寸匕，以水六合，和，温服。

歌曰：转筋入腹脉微弦，肝气凌脾岂偶然？木畜为鸡其屎土[3]，研来

〔1〕群动并发：各种症状一起发作。

〔2〕易：变化。

〔3〕木畜为鸡：鸡属肝木之畜。

同类妙周旋。

尤在泾曰：《内经》曰：诸暴强直，皆属于风。转筋入腹者，脾土虚而肝木乘之也。鸡为木畜，其屎仅利脾气，故治是病，且以类相求，则尤易入也[1]。

● 蜘蛛散

治阴狐疝气，偏有大小，时时上下者，主之。

蜘蛛十四枚，熬焦　桂枝半两

上二味为散，取八分一匕，饮和服，日再。蜜丸亦可。

歌曰：阴狐疝气久难医，肾囊为阴，病则气之腥臭如狐之臊也。大小攸偏或偏于左，或偏于右，一大一小也。上下时[2]，时时上下，人多误解，谓病发则坠而下，病息则收而上也。熬杵蜘蛛十四个，桂枝半两恰相宜。

按：此病用桂枝，不如用肉桂力更大。

王晋三云：蜘蛛性阴而历，隐见莫测，可定幽暗之风，其功在壳，能泄下焦结气；肉桂芳香入肝，专散沉阴结疝。《四时刺逆从论》曰[3]：厥阴滑为狐疝风。推仲景之意，亦谓阴狐疝气，是阴邪挟肝风而上下无时也。治以蜘蛛，如披郤导窾[4]。

● 甘草粉蜜汤

治蛔虫病令人吐涎心痛，发作有时，毒药不止者，主之。

---

〔1〕《内经》曰……则尤易入也：引文见《金匮要略心典·痉痫肠痈浸淫病脉证并治》。原文中“皆属于风”后有“也”字。《内经》，指《素问·至真要大论》。

〔2〕攸：所。

〔3〕《四时刺逆从论》：是《素问》第六十四篇篇名。

〔4〕披郤导窾（kuǎn 款）：语出《庄子·养生主》，原文为“批大郤，导大窾”。批，击入。郤，同“隙”，指牛体内筋骨相连的空隙处。导，顺着，循着。窾，空穴，指牛体内骨节间的窍穴。

甘草二两　白粉一两[1]　白蜜四两

上三味，以水三升，先煮甘草，取二升，去滓，内粉蜜搅令和，煎如薄粥，温服一升，差即止。

歌曰：蛔虫心痛吐涎多，毒药频攻痛不瘥；一两白粉二两甘草四两蜜，煮分先后取融和。

按：铅粉性善杀虫，今杂于甘草、白蜜之中，以大甘掩其本性，所谓先诱之而后攻之也。

● 乌梅丸歌见《长沙方歌括》

治蛔厥者，其人当吐蛔，今病者静而复时烦，此为脏寒，蛔上入膈，故烦，须臾复止；得食而呕，又烦者，蛔闻食臭出，其人当自吐蛔；蛔厥者，此丸主之。

乌梅　细辛　干姜　黄连　当归　川椒　附子　桂枝　人参　黄柏

徐忠可云：黄连之苦可以安蛔，则前甘草与蜜，何以亦能安蛔也？不知上条之蛔，因燥而上逆，致使心痛，故以白粉杀蛔为主，而加甘蜜以润其燥；若蛔厥未尝攻心，且蛔因脏寒而上，故以乌梅酸收，黄连苦降，以收伏降蛔为主，而加辛热而追脏寒。所以一心痛而不吐蛔，一吐蛔而不心痛，此是二条大分别也[2]。

---

〔1〕白粉：《金匮》为“粉”。有些注家认为粉为铅粉，有的则认为是米粉。

〔2〕黄连之苦可以安蛔……此是二条大分别也：引文见《金匮要略论注·趺蹶手指臂肿转筋狐疝蛔虫病脉证治·乌梅丸》，文字略有不同。

妇人妊娠病方

● 桂枝汤歌见《长沙方歌括》

治妇人得平脉，阴脉小弱，其人渴，不能食，无寒热，名妊娠，此主之。于法六十日，当有此证，设有医治逆者，却一月[1]，加吐下，则绝之[2]。

桂枝　芍药　甘草　生姜　大枣

徐忠可云：桂枝汤表证得之，为解肌和营卫；内证得之，为化气调阴阳[3]。时医以姜、桂碍胎戒用，汲汲以养血滋阴为事[4]，皆不知仲景之法也。愚按：本章末三句未明，愿后之学者补续之。

● 桂枝茯苓丸

治妇人宿有癥病，经断未及三月，而得漏下不止，胎动在脐上者，此为癥痼害。妊娠六月动者，前三月经水不利时，胎也。下血者，后断三月衃也。所以血不止者，其癥不去故也，当下其癥，宜此方主之。

桂枝　茯苓　丹皮　桃仁去皮尖，熬　芍药各等分

上五味末之，炼蜜丸如兔屎大，每日食前服一丸，不知，加至三丸。

歌曰：癥痼未除恐害胎，胎动于脐下为欲落，动于脐上是每月凑集之血因癥痼之气妨害之而下漏也。胎安癥去悟新裁，桂苓丹芍桃同等，气血阴阳本末该[5]。

受业林礼丰按：师云：妇人宿有癥病者，谓未受胎之前，本停瘀而有癥病也。经断者，谓经水净尽之后，交媾而得胎也。未及三月而得漏下不止

[1] 却：却过一个月而及六十日。

[2] 绝之：暂时停服杂药（桂枝汤在内）。

[3] 桂枝汤表证得之……为化气调阴阳：引文见《金匮要略论注·妇人妊娠病脉证治》。

[4] 汲（jí 级）汲：心情急切的样子。

[5] 本末该：全部概括在内。该，完备。

者，谓每月凑集之血因宿昔之癥痼妨害之而下漏也。盖六月胎动者，胎之常；而三月胎动者，胎之变。然胎当居脐下，今动在脐上者，是本有癥痼在脐下逼动其胎，故胎不安而动于脐上也。因复申言之曰：前三月经水利时胎也。下血者，后断三月衃也。衃者，谓每月凑集之血始凝而未痼也。所以下血不止者，其癥不去，必害其胎。去其癥，即所以安其胎，故曰当下其癥。主以桂苓丸者，取桂枝通肝阳，芍药滋肝阴，茯苓补心气，丹皮运心血，妙在桃仁监督其间，领诸药直抵于癥痼而攻之，使瘀结去而新血无伤。瘀既去，则新血自能养胎，虽不专事于安胎，而正所以安胎也。

●附子汤方未见

治妇人怀娠六七月，脉弦发热，其胎愈胀，腹痛恶寒，少腹如扇，所以然者，子脏开故也[1]，以此汤温其脏。

男元犀按：太阳主表，少阴主里。脉弦发热者，寒伤太阳之表也。腹痛恶寒者，寒侵少阴之里也。夫胎居脐下，与太少相连，寒侵太少，气并胞宫，迫动其胎，故胎愈胀也。腹痛恶寒，少腹如扇者，阴邪盛于内，寒气彻于外，故现出阵阵如扇之状也。然胎得暖则安，寒则动。寒气内胜，必致坠胎，故曰所以然者，子脏开故也。附子汤温其脏，使子脏温而胎固，自无陨坠之虞矣。附子汤方未见，疑是《伤寒》附子汤。附子、茯苓、人参、白术、芍药。

●胶艾汤

治妇人有漏下者，有半产后因续下血都不绝者，有妊娠下血者，假令妊娠腹中痛，为胞阻，以此汤主之。

干地黄六两　川芎　阿胶　甘草各二两　艾叶　当归各三两　芍药四两

上七味，以水五升、清酒三升，合煮取三升，去滓，内胶令消尽，温服一升，日三服，不差更作。

歌曰：妊娠腹满阻胎胞，名曰胞阻，以胞中气血虚寒，而阻其化育也。二两芎

〔1〕子脏：即女子胞。

䓖草与胶，归艾各三芍四两，地黄六两去枝梢。

男元犀按：芎䓖、芍、地，补血之药也；然血不自生，生于阳明水谷，故以甘草补之；阿胶滋血海，为胎产百病之要药；艾叶暖子宫，为调经安胎之专品；合之为厥阴、少阴、阳明及冲任兼治之神剂也。后人去甘草、阿胶、艾叶，名为四物汤，则板实而不灵矣。

● 当归芍药汤

治妇人怀妊，腹中㽲痛，此散主之。

当归　川芎各三两　芍药一斤　茯苓　白术各四两　泽泻半斤

上六味杵为散，取方寸匕酒和，日三服。

歌曰：妊娠㽲痛势绵绵，不若寒疝之绞痛、血气之刺痛也。三两归芎润且宣，芍药一斤泽减半，术苓四两妙盘旋。

男元犀按：怀妊腹痛，多属血虚，而血生于中气。中者土也。土过燥不生物，故以归、芎、芍药滋之；土过湿亦不生物，故以苓、术、泽泻渗之。燥湿得宜，则中气治而血自生，其痛自止。

● 干姜人参半夏汤

治妊娠呕吐不止，此丸主之。

干姜　人参各一两　半夏二两

上三味末之，以生姜汁糊为丸桐子大，饮服十丸，日三服。

歌曰：呕吐迁延恶阻名，妊娠呕吐，名为恶阻。胃中寒饮苦相萦；参姜一两夏双两，生姜汁糊丸古法精。

尤在泾云：阳明之脉，顺而下行者也，有寒则逆，有热亦逆，逆则饮必从之。寒逆用此方，热逆用《外台》方。青竹茹、橘皮、半夏各五两，生姜、茯苓各四两，麦冬、人参各三两，为治胃热气逆呕吐之法，可补仲师之未备[1]。

---

〔1〕阳明之脉……可补仲师之未备：引文见《金匮要略心典·妇人妊娠病脉证治》。

楼全善云：余治妊阻病，累用半夏，未尝动胎，亦有故无陨之义也[1]。

● 当归贝母苦参丸

治妊娠小便难，饮食如故者，此丸主之。

当归　贝母　苦参各四两

上三味末之，炼蜜丸如小豆大，饮服三丸，加至十丸。

歌曰：饮食如常小便难，妊娠郁热液因干；苦参四两同归贝，饮服三丸至十丸。男子加滑石半两。

男元犀按：苦参、当归补心血而清心火，贝母开肺郁而泻肺火。然心火不降，则小便短涩；肺气不行于膀胱，则水道不通。此方为下病上取之法也。况贝母主淋沥邪气，《神农本经》有明文也哉！

● 葵子茯苓散

治妊娠有水气，身重，小便不利，洒淅恶寒[2]，起即头眩，此散主之。

葵子一升　茯苓三两

上二味杵为散，饮服方寸匕，日三服，小便利则愈。

歌曰：头眩恶寒水气干，胎前身重小便难，均是小便不利，前责之津干，此责之水气，水利则湿去身轻矣。不侵卫阳，则不恶寒矣；不犯清道，则亦不头眩矣。一升葵子苓三两，米饮调和病即安。

男元犀按：葵子俗人畏其滑胎，不必用之。《中藏经》五皮饮加紫苏，水煎，服甚效。

● 当归散

主治妇人妊娠，宜常服之。

---

〔1〕楼全善：名英。明代医家。萧山人。著有《仙岩文集》《医学纲目》。　余治妊阻病……亦有故无陨之义也：引文见黄竹斋《金匮要略方论集注·妇人妊娠病脉证治》。

〔2〕洒淅：形容恶寒的形状。

当归　黄芩　芍药　川芎各一斤　白术半斤

上五味杵为散，酒服方寸匕，日再服；妊娠常服即易产，胎无疾苦；产后百病悉主之。

歌曰：妊娠常服之剂，当以补脾阴为主。万物原来自土生，土中涵湿遂生生；不穷。一斤芎芍归滋血，血为湿化，胎尤赖之。八两术一斤芩术本脾药，今协血药而入脾土，土得湿气则生物。又有黄芩之苦寒清肺以主之，肺气利则血不滞，所以生物不息。大化成。

方义歌中颇详，不再释。

● 白术散

主妊娠养胎方。

白术　川芎　蜀椒各三分，去汗　牡蛎

上四味杵为散，酒服一钱匕，日三服，夜一服。但苦痛，加芍药；心下毒痛，倍加芎䓖；心烦吐痛不能食饮，加细辛一两，半夏大者二十枚；服之后，更以醋浆水服之；若呕，以醋浆水服之复不解者，小麦汁服之；已后渴者，大麦粥服之；病虽愈，服之勿置。

歌曰：胎由土载术之功[1]，养血相资妙有䓖，土以载之，血以养之。阴气上凌椒摄下，胎忌阴气上逆，蜀椒具纯阳之性，阳以阴为家，故能摄上焦之热而下降。蛎潜龙性得真诠[2]。牡蛎水气所结，味咸性寒，寒以制热燎原，咸以导龙入海。

此方旧本三物各三分，牡蛎阙之[3]。徐灵胎云：原本无分两[4]。按方下云，日三服、夜一服者，牡蛎用一分可也。

加减歌曰：苦痛芍药加最美，心下毒痛倚芎是[5]，吐痛不食心又烦，

---

〔1〕胎由土载术之功：土，脾也。白术能益气安胎，益脾气以化生气血，充养胎盘。

〔2〕真诠：真义。

〔3〕阙：古作“缺”。

〔4〕原本无分两：引文见《兰台轨范·卷八》。

〔5〕倚：靠。

加夏廿枚一细使，醋浆水须服后吞，若还不呕药可止，不解者以小麦煮汁尝，已后渴者大麦粥喜，既愈常服勿轻抛，壶中阴阳大爕理[1]。按：程云来云：以大麦粥调中补脾，故服之勿置，非指上药常服也。此解亦超[2]。

方义已详歌中，不再释。

---

〔1〕爕：调和、谐和。

〔2〕以大麦粥调中补脾……此解亦超：引文见董竹斋《金匮要略方论集注·妇人妊娠病脉证治》，文字略有出入。

妇人产后方

● 小柴胡汤见呕吐

产妇郁冒，其脉微弱，呕不能食，大便反坚，但头汗出。所以然者，血虚而厥，厥而必冒。冒家欲解，必大汗出，以血虚下厥，孤阳上出，故头汗出。所以产妇喜汗出者，亡阴血虚，阳气独盛，故当汗出，阴阳乃复。大便坚，呕不能食，小柴胡汤主之。

孙男心兰按：产妇脉微弱者，血虚也。血虚则阴不维阳，则为孤阳；阳独行于上，则头汗出而冒；阳不及于下，则下厥；阳郁阴伤，无以养肠胃，故大便坚；阴阳不和，扰动于中，故作呕而不能食。盖血虚无以作汗，故郁冒不得从汗而解也。治之者，当审其病情，以冒家欲解，既不得从头汗而泄，必得大汗而解者，以小柴胡汤发之，使阳从汗泄，则郁开而阴阳和矣。此损阳就阴法也。

● 大承气汤见痉病

治病解能食，七八日更发热者，此为胃实，宜此汤主之。

● 当归生姜羊肉汤见寒疝

治产后腹中㽲痛者。

● 枳实芍药散

主产后腹痛，烦满，不得卧者。

枳实烧，令黑，勿太过　芍药等分

上二味杵为散，服方寸匕，日三服；并主痈脓，大麦粥下之。

歌曰：满烦不卧腹疼频，枳实微烧芍等平，羊肉汤方应反看，彼治虚痛，此治实痛。散调大麦粥稳而新。

男蔚按：枳实通气滞，芍药通血滞，通则不痛，人所共知也。妙在枳实烧黑，得火化而善攻停积；下以大麦粥，和肝气而兼养心脾，是行滞中而寓补养之意，故痈脓亦主之。

● 下瘀血汤

治产妇腹痛，法当以枳实芍药散，假令不愈者，此为腹中有瘀血著脐下，宜此汤；亦主经水不利。

大黄三两　桃仁二十个　䗪虫二十枚，去足，熬

上三味末之，炼蜜和为四丸，以酒一升煮一丸，取八合，顿服之。新血下如豚肝[1]。各本略异。

歌曰：脐中著痛瘀为殃，廿粒桃仁三两黄，更有䗪虫二十个，酒煎大下亦何伤？

男元犀按：服枳实芍药而不愈者，非积停不通，是瘀结不散，用此方攻之。方中大黄，桃仁能推陈下瘀；䗪虫之善攻干血，人尽知之；妙在桃仁一味，平平中大有功力。郁血已败而成瘀，非得生气不能流通。桃得三月春和之气，而花最鲜明似血，而其生气皆在于仁，其味苦又能开泄，故直入血中而和之散之，逐其旧而不伤其新也。

● 大承气汤见痉病

治产后七八日，无太阳症，少腹坚痛，此恶露不尽；不大便，烦躁发热，切脉微实，再倍发热，日晡时烦躁者，不食，食则谵语，至夜即愈，宜此汤主之。热在里，结在膀胱也。

孙男心典按：无太阳症者，外无病也。脉微实、烦躁发热、食则谵语者，胃热也。恶露不尽者，主太阳之气随经也。盖膀胱接胃，连于少腹，血结其所，

〔1〕新血下如豚肝：经血复来呈赤黑色的固块，像猪肝一样。“新血”之“新”字，《兰台轨范》作“瘀”。

热聚其中，宜此汤以下瘀除热。

● 阳旦汤

治产后中风续续数十日不解[1]，头微痛，恶寒，时时有热，心下闷，干呕汗出，虽久阳旦症续在者，可与之。即桂枝汤增桂加附。坊本谓加黄芩者，未知《伤寒论》太阳篇中已明其方，孙真人及各家俱误。桂枝汤见妇人妊娠病。

男元犀按：头痛发热、恶寒汗出，太阳表症也。心下闷者，太阳水邪弥漫心下而作闷也。阳旦汤即桂枝汤倍桂枝加附子。虽产后数十日不解，其邪仍在于太阳之经，故仍用桂枝汤解太阳之表邪，加桂以化膀胱之水气，加附子以温固水脏，使经脏气化，则内外之邪出矣。《伤寒论》桂枝加附子治漏汗；加桂，治气从少腹上冲心；去芍，治胸满，俱有明文可据。孙真人以桂枝汤加黄芩为阳旦汤，其意以心下闷为热气，误矣。夫有热气，则当心烦，今日心下闷，则非热可知矣。况微恶寒时时有热，干呕汗出，为太阳桂枝汤之的症。盖太阳底面便是少阴，续续至数十日不解，显系少阴之君火微，而水寒之气盛，寒气上凌阳位，是以为心下闷之苦。故取桂枝汤增桂以扶君主之阳，加附子以镇水阴之逆，使心阳振、水脏温，则上逆之阴邪，不攻而自散矣。

● 竹叶汤

治产后中风，发热，面正赤，喘而头痛者，此汤主之。

竹叶一把　葛根三两　防风　桔梗　桂枝　人参　甘草各一两　附子一枚，炮　生姜五两　大枣十五枚

上十味，以水一斗，煮取二升半，分温三服，温覆使汗出。

颈项强，用大附子一枚，破之如豆大，前药扬去沫。呕者，加半夏半升，洗。

歌曰：喘热头疼面正红，势欲成痉。一两防桔桂草参同，同用一两。葛根三

[1] 产后中风：《金匮》原文为“产后风”。

两生姜五两附枚一，枣十五枚竹叶一把充。

加减歌曰：颈项强用大附抵，以大易小不同体[1]；呕为气逆更议加，半夏半升七次洗。

程云来云：证中未至背反张，而发热面赤头痛，亦风痉之渐。故用竹叶主风痉，防风治内痉，葛根疗刚痉，桂枝治柔痉，生姜散风邪，桔梗除风痹，辛以散之之剂也；又佐人参生液以养筋，附子补火以致水，合之甘草以和诸药，大枣以助十二经。同诸风剂，则发中有补，为产后中风之大剂也[2]。

● 竹皮大丸

治妇人乳中虚，烦乱呕逆，安中益气。

生竹茹　石膏各二分　桂枝　白薇各一分　甘草七分

上五味末之，枣肉和丸弹子大，饮服一丸，日三夜二服。有热，倍白薇；烦喘者，加柏实一分。

歌曰：呕而烦乱乳中虚，谓乳子之时，气虚火胜，内乱而上逆也。二分石膏与竹茹，薇桂一分兮草七分，枣丸饮服效徐徐。

加减歌曰：白薇退热绝神异，有热倍加君须记；柏得金气厚且深，叶叶西向归本位[3]，实中之仁又宁心，烦喘可加一分饵。

男元犀按：血者，中之所生也；乳者，血之所变也。血虽生于中焦，尤藉厥少之气传变而为乳。乳中虚者，谓乳子去汁过多而致虚也。中虚无血奉心则烦，心神不安则乱，阳气上升则呕，逆者呕之甚也。用竹皮大丸者，以竹茹降逆止呕，白薇除热退烦，石膏通乳定乱，重用甘草、大枣安定中焦以生津液；血无阳气不运，妙以桂枝一味，运气血奉心通乳，则呕逆止而中

---

〔1〕以大易小不同体：指颈项强是把大附子破之如豆子大。

〔2〕证中未至背反张……为产后中风之大剂也：引文见黄竹斋《金匮要略方论集注·妇人产后病脉证治》，文字表述略有不同。

〔3〕叶叶西向归本位：《本草纲目·柏》曰："万木皆向阳，而柏独西指。盖木而有贞德者，故字从白。白者，西方也。"又曰："所以受金之正气所制，一一西指也。"

即自安，烦乱退而气即自益矣。复申明其立方之本意曰安中益气。竹皮大丸，神哉！

● 白头翁加甘草阿胶汤

治产后下利虚极者，此汤主之。

白头翁　阿胶　甘草各二两　黄连　黄柏　秦皮各三两

上五味，以水七升，煮取三升，去滓，入阿胶，更上微火煎胶烊消，取二升，温服一升，不愈，更服一升。

歌曰：白头方见伤寒歌，二两阿胶甘草和，产后利成虚已极，滋阿胶救其阴。而且缓甘草缓其急。莫轻过。

男元犀按：产后去血过多，又兼下利亡其津液，其为阴虚无疑，兹云虚极[1]，理宜大补；然归、芎、芍、地则益其滑而下脱，参、术、桂、芪则动其阳而上逆，皆为禁剂。须知此"虚"字，指阴虚而言，与少阴证阴气欲绝同义。少阴证与大承气汤急下以救阴，与此证与白头翁大苦以救阴同义。此法非薛立斋、张景岳、李士材辈[2]，以甘温为主、苦寒为戒者所可窥测。尤妙在加甘草之甘，合四味之苦，为苦甘化阴法；且久利膏脂尽脱，脉络空虚，得阿胶之滋润，合四味之苦以坚之，则源流俱清，而利自止。

● 附方

《千金》三物黄芩汤

治妇人在草蓐，自发露得风，四肢苦烦热，头痛者，与小柴胡汤；头不痛但烦者，此汤主之。

黄芩一两　苦参二两　干地黄四两

上三味，以水六升，煮取二升，温服一升，多吐下虫。

---

〔1〕兹：这，此。

〔2〕薛立斋：名己，字新甫，号立斋。明代医学家，江苏吴县人。通内、外、妇、儿、眼、齿等科，尤精于疡科。著有《薛氏医案二十四种》。

歌曰：妇人发露得风伤，头不痛兮证可详，肢苦但烦芩一两，地黄四两二苦参良。

受业林礼丰按：《千金》云：妇人在草蓐，是新产时也。新产血虚，厥阴主血，血虚则厥阴之相火动，火动则毛窍开。因自发去衣被，露其身体，风邪遂乘虚而袭焉。夫风为阳邪，四肢为诸阳之本，两阳相搏，故四肢苦烦热也。头痛者，风邪从脏而干于腑，有欲外出之象，故与小柴胡汤达之，使其从枢以外出也。头不痛但烦者，风邪内郁，扰动心包之热，心包火炽，血液必伤，故主以三黄汤。取地黄之甘寒多液者，补阴血之虚；黄芩、苦参之苦寒者，泻心包之热，使火平而风熄，阴复则肝宁，何有四肢苦烦热之病哉？且心包有热，必挟风木而生虫，故方下云：服后多吐下虫。

《千金》内补当归建中汤

治产后虚羸不足，腹中刺痛不止，吸吸少气，或苦少腹急挛，痛引腰背，不能饮食。产后一月，日得服四五剂为善，令人强壮宜。

当归四两　桂枝三两　芍药六两　生姜三两　甘草二两　大枣十二枚

上六味，以水一斗，煮取三升，分温三服，一日令尽。若大虚，加饴糖六两，汤成纳之，于火上暖令饴消。若去血过多，崩伤内衄不止，加地黄六两，阿胶二两，合八味，汤成纳阿胶。若无当归，以芎䓖代之。若无生姜，以干姜代之。

歌曰：补中方用建中汤，四两当归去瘀良；产后虚羸诸不足，调荣止痛补劳伤。

加减歌曰：服汤行瘀变崩伤，二两阿胶六地黄；若厥生姜宜变换，温中止血宜干姜；当归未有川芎代，此法微茫请细详[1]。

受业林礼丰按：产后吸吸少气，不能饮食者，病在太阳也。腹中刺痛不止，或苦少腹急摩痛引腹背者，病在厥阴也。病属虚羸不足，故用桂枝汤倍芍，以助脾气之输；而刺痛牵引，乃血瘀滞著，故用当归以通凝聚之瘀，使脾气

[1] 微茫：隐约。

有权而得上输下转之力。故产后一月，日得服四五剂为善也。令人强壮宜者，得补益之功也。加饴糖者，以中土大虚，故用稼穑之味，以补中焦之气血。若去血过多，崩伤内衄不止，则血海空虚，阴气失守，故加地黄、阿胶之重浊味厚者以养阴。名之曰内补者，以产后虚羸，病偏于内也。古圣之方，无微不到，神乎！神乎！

妇人杂病方

● 小柴胡汤见呕吐

治妇人中风，七八日续来寒热，疟作有时，经水适断者，此为热入血室，其血必结，故使如疟状，发作有时，此汤主之。

● 半夏厚朴汤

治妇人咽中如有炙脔[1]者，此汤主之。

半夏一升　厚朴三两　茯苓四两　生姜五两　苏叶二两

上五味，以水一斗，煮取四升，分温四服，日三夜一服。

歌曰：状如炙脔贴咽中，却是痰凝气不通；半夏一升茯四两，五两生姜三两厚朴二两苏叶攻。

男元犀按：咽喉者，高之极；小腹者，下之极。炙脔贴于咽中者，病在上；奔豚起于小腹者，病在下，俱属于气，但其病有上下之分。盖妇人气郁居多，或偶感客邪，依痰凝结，窒塞咽中，如有炙脔状，即《千金》所谓咽中贴贴状。吞之不下，吐之不出者，今人名曰梅核气是也。主以半夏厚朴汤者，方中以半夏降逆气，厚朴解结气，茯苓消痰；尤妙以生姜通神明，助正祛邪，以紫苏之辛香，散其郁气，郁散气调，而凝结焉有不化者哉？后人以此汤变其分两，治胸腹满闷呕逆等症，名七气汤，以治七情之病。

● 甘麦大枣汤

治妇人脏燥，悲伤欲哭，象如神灵所作，数欠伸，此汤主之。

甘草三两　小麦一升　大枣十枚

上三味，以水六升，煮取三升，分温三服。亦补脾气。

〔1〕炙脔：炙热的肉块。

歌曰：妇人脏燥欲悲伤，如有神灵太息长；数欠伸。小麦一升三两草，十枚大枣力相当。

魏念庭云：世医竟言滋阴养血，抑知阴盛而津愈枯，阳衰而阴愈燥[1]。此方治脏燥大法也。

● 小青龙汤

● 泻心汤

治妇人吐涎沫，医反之下，心下即痞。当先治其吐涎沫，小青龙汤主之；涎沫止，乃治痞，泻心汤主之。

按：二方解见《伤寒论浅注》，不再释。

● 温经汤

治妇人年五十所，病下利[2]，数十日不止，暮即发热，少腹里急，腹满，手掌烦热，唇口干燥，此属带下[3]。何以故？曾经半产，瘀血在少腹不去。何以知之？其证唇口干燥，故知之，当以此汤主之。

吴茱萸三两　当归　芎䓖　芍药　人参　桂枝　阿胶　丹皮　甘草各二两　生姜三两（一本二两）　半夏半升（一本一升）　麦冬一升

上十二味，以水一斗，煮取三升，分温三服。亦主妇人少腹寒，久不受胎；兼治崩中去血，或月水来多及至期不来。

歌曰：温经芎芍草归人，胶桂丹皮二两均，八物各一两。半夏半升麦冬倍用，生姜吴茱萸三两对君陈[4]。

男元犀按：方中当归、芎䓖、芍药、阿胶，肝药也；丹皮、桂枝，心药也；

〔1〕世医竟言滋阴养血……阳衰而阴愈燥：引文见《金匮要略方论本义·甘麦大枣汤》。

〔2〕下利：指经水下利。

〔3〕带下：带脉以下的病。

〔4〕陈：陈述。

吴茱萸，肝药亦胃药也；半夏，胃药亦冲药也；麦门冬、甘草，胃药也；人参补五脏；生姜利诸气也。病在经血，以血生于心，藏于肝也，冲为血海也。胃属阳明，厥阴冲脉丽之也[1]。然细绎方意：以阳明为主，用吴茱萸驱阳明中土之寒，即以麦门冬滋阳明中土之燥，一寒一热，不使偶偏，所以谓之温也；用半夏、生姜者，以姜能去秽而胃气安，夏能降逆而胃气顺也；其余皆相辅而成温之之用，绝无逐瘀之品。故过期不来者能通之，月来过多者能止之[2]，少腹寒而不受胎者并能治之，统治带下三十六病，其神妙不可言矣。

● 土瓜根散

治带下经水不利，少腹满痛，经一月再见者，此散主之。

土瓜根　芍药　桂枝　䗪虫各三分

上四味杵为散，酒服方寸匕，日三服。

歌曰：带下端由瘀血停[3]，不能如期而至，以致少腹满痛。月间再见即瘀而不行，则前经未畅所行，不及待后月正期而至，故一见再见。不循经；经，常也。言不循常期也。䗪瓜桂芍均相等，调协阴阳病自宁。

男元犀按：此条单指经水不利之带下病也。经者，常也。妇人行经，必有常期。尤云：血满则行，血尽复生，如月之盈亏，海之潮汐，必定应期而至，谓之信。此云经水不利、一月再见者，乃蓄泄失常，则有停瘀之患也。然瘀既停，必著少腹之间作满而痛也。立土瓜根散者，为调协阴阳，主驱热通瘀之法。方中桂枝通阳，芍药行阴，使阴阳和，则经之本正矣。土瓜根驱热行瘀，䗪虫蠕动逐血，去其旧而生新，使经脉流畅，常行不乱也[4]。

● 旋覆花汤歌见积聚

治妇人得革脉，则半产漏下。

---

〔1〕厥阴：指足厥阴肝经。　丽：系；此为相联系。

〔2〕月：月经。

〔3〕端由：真正原因。

〔4〕血满则行……常行不乱也：义引自《金匮要略心典·妇人杂病脉证并治》。

犀按：旋覆花汤，《金匮》中两见：一治积聚症，以通肝著之气；一治妇人杂病症，以化弦芤为革之脉。若革脉不化，则必半产漏下，但此方非谓漏下时始用耳。

●胶姜汤

方阙。或云：即是干姜、阿胶二味煎服。林云：即是胶艾汤。《千金》胶艾汤亦可取用。

治妇人陷经、漏下黑不解者，主之。

歌曰：胶姜方阙症犹藏[1]，漏下陷经黑色详；姜性温提胶养血，刚柔运化配阴阳。

道光四年[2]，闽都阃府宋公[3]，其三媳妇产后三月余，夜半腹痛发热，经血暴下鲜红，次下黑块，继有血水，崩下不止，均有三四盆许，不省人事，牙关紧闭。挽余诊之[4]，时将五鼓矣。其脉似有似无，身冷面青，气微肢厥。予曰：血脱当益阳气。用四逆汤加赤石脂一两，煎汤灌之，不差；又用阿胶、艾叶各四钱，干姜、附子各三钱，亦不差。沉思良久，方悟前方用干姜守而不走，不能导血归经也。乃用生姜一两，阿胶五钱，大枣四枚，服半时许，腹中微响，四肢头面有微汗，身渐温，须臾苏醒，自道身中疼痛。余令先与米汤一杯，又进前方，血崩立止，脉复厥回。大约胶姜汤，即生姜、阿胶二味也。盖阿胶养血平肝、去瘀生新，生姜散寒升气，亦陷者举之、郁者散之、伤者补之、育之之义也。

●大黄甘遂汤

治妇人少腹满如敦状，小便微难而不渴，此为水与血俱结在血室也，此汤主之。

---

〔1〕胶姜方阙症犹藏：三星书店发行的《陈修园医书四十八种》作“胶姜肢厥症犹藏”，细读其注，应以此为当。

〔2〕道光四年：即1824年。

〔3〕闽都：福建省会，即现今福州市。　阃（kǔn 捆）：旧指妇女所居住之处。

〔4〕挽：拉。此有“请”之意。

大黄四两　甘遂　阿胶各二两

上三味，以水三升，煮取一升，顿服，其血当下。

歌曰：小腹敦形敦音对，古器也。《周礼》盘以乘血，敦以乘食，小腹高起之状相似也。小腹，胞之室也。胞为血海，其满大为蓄血也。小水难，小水难而不渴，亦蓄水也。水同瘀血两弥漫；结在血室。大黄四两遂胶二，顿服瘀行病自安。

男元犀按：方中大黄攻血蓄，甘遂攻水蓄，妙得阿胶本清济之水，伏行地中，历千里而发于古东阿县之井〔1〕。此方取其以水行水之义也。《内经》谓：济水内合于心。用黑骡皮煎造成胶，以黑属于肾，水能济火，火熄而血自生。此方取其以补为通之义也。然甘遂似当减半用之。

●抵当汤歌见《长沙方歌括》

治妇人经水不利下者，主之。

水蛭　虻虫　桃仁　大黄

男元犀按：妇人经水不利下，脉证俱实者，宜此汤；否则，当养其冲任之源，不可攻下。

●矾石丸

治妇人经水闭不利，脏坚癖不止，中有干血，下白物者，主之。

矾石三分，烧　杏仁一分

上二味末之，炼蜜为丸枣核大，服四丸，剧者再服之。

歌曰：经凝成癖闭而坚，白物时流岂偶然？蓄泄不时，胞宫生湿，湿复生热，所积之血，转为湿热所腐，而白物时时自下。矾石用三分杏一分，服时病去不迁延。

尤在泾云：脏坚癖不止者，子脏干血坚凝成癖而不去也。干血不去，则新血不荣，而经闭利矣。由是蓄泄不时，胞宫生湿，湿复生热，所积之血，转为湿热所腐，而成白物，时时自下，是宜先去其脏之湿热。矾石却水除热，

〔1〕古东阿县之井：在现山东阳谷北阿城镇，井水清洌甘美，用以煮胶，称为阿胶。

合杏仁破结润干血也[1]。

● 红蓝花酒

治妇人六十二种风，腹中血气刺痛者，主之。

红蓝花一两

上一味，酒一大升煎减半，顿服一半，未止，再服。

歌曰：六十二风义未详，腹中刺痛势傍偟[2]；治风先要行其血，一两蓝花酒煮尝。

《浅注》引张隐庵《侣山堂类辨》甚妙，不再释。

● 当归芍药散见妇人妊娠病

治妇人腹中诸疾痛者。此方主之。

犀按：妇人腹中诸疾痛者，不外气郁、血凝、带下等症。用当归芍药散者，以肝为血海，遂其性而畅达之也。方中归、劳入肝，解郁以伸木；芍、泽散瘀而行水；白术培土养木；妙在作散以散之，酒服以调之，协诸药通气血、调荣卫，以顺其曲直之性，使气血和、郁滞散，何患乎腹中诸疾痛不除？

● 小建中汤见血痹虚劳

治妇人腹中痛，此主之。

元犀按：妇人腹中痛主以建中汤者，其意在于补中生血，非养血定痛也。盖血无气不生，无气不行，得建中之力，则中气健运，为之生生不息，即有瘀痛者，亦可平之。

---

〔1〕脏坚癖不止者……合杏仁破结润干血也：引文见《金匮要略心典·妇人杂病脉证并治》。

〔1〕傍偟：徘徊不定。

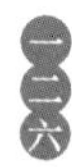

●肾气丸

治妇人病饮食如故，烦热不得卧，而反倚息，名曰转胞，不得溺也。以胞系了戾，故致此病，此方主之。

干地黄八两　山药　山茱萸各四两　茯苓　丹皮　泽泻各三两　附子一枚，炮　桂枝一两

上八味末之，炼蜜和丸梧子大，酒下十五丸，加至二十丸，日再服。

歌曰：温经暖肾整胞宫，丹泽苓三地八融；四两萸薯桂附一，端教系正肾元充。

男元犀按：胞为血海，与膀胱并列于脐下，俱悬空之腑，其气相通，全赖肾气充溢于其间，其胞系乃正。若肾气不充，则胞系了戾；胞系了戾，必不得溺矣。是病虽在胞，其权则专在肾也，故以肾气丸主之。方中地黄、山药固肾脏之阴，山茱萸、附子补肾脏之阳，桂枝化腑气，茯苓行水道，妙在泽泻形圆善转，俾肾气旺，则能充于胞而系自正，系正则小便不利者而可利矣。又主虚劳腰痛、少腹拘急、小便不利者，以腰为肾之外腑。肾司开合，主骨髓，为作强之官，与膀胱相表里。若少阴精气虚，不能主骨，则腰痛；少阴阳气虚，不能通腑，则少腹拘急、小便不利。本方补益真阴，蒸动水气，使阴平阳秘，开合之枢自如，故能治虚劳之病，然小便自利者，不宜服之，以其渗泄而更劫阴也。

●蛇床子散

治妇人阴寒，温阴中坐药，此散主之。

蛇床子

上一味末之，以白粉少许和合，相得如枣大，绵裹内之，自然温。

●狼牙汤

治少阴脉滑而数者，阴中即生疮，阴中蚀疮烂者，此汤主之。

狼牙三两

上一味，以水四升，煮取半升，以绵缠筋如茧，浸汤沥阴中，日四遍。

歌曰：胞寒外候见阴寒，纳入蛇床佐粉安，此温胞益阳外治之善法，为肾气丸之佐也。更有阴中疮䘌烂者[1]，乃湿热不洁而生䘌也。狼牙三两洗何难？除湿热杀虫，如无狼牙草，以狼毒代之。

● 膏发煎见黄疸

治胃气下泄，阴吹而正喧，此谷气之实也，此主之。阴吹，阴中出声，如大便矢气之状。

● 小儿疳虫蚀齿方

雄黄　葶苈

上二味末之，取腊月猪脂，熔以槐枝，绵裹头四五枚，点药烙之。

歌曰：忽然出此小儿方，本治疳虫蚀齿良；葶苈雄黄猪脂点烙，阙疑留与后推详。

犀按：虫有大小之别，随生处而异其形，总不离于风火湿，挟厥阴之气化所生也。小儿疳虫病者，多由母氏乳少，多饲以火燥干粮助火之品，致小儿烦啼不已，动其心包之火，火动必熏灼于肝，蒸郁从风木化而为虫。夫虫乃有情之物，食有情之血，乱有情之心脏，起伏无定，妖妄作祟。故其证烦热多汗，面青腹胀，喜食辛燥之味。又有蚀虫（蚀者，食虫也），其形不一，小者名寸白虫，主风木之气郁于中土所生也；大者为蚀虫，乃宿食所化也。有下蚀者，本心包之火，协三焦蕴热而成，著于前后二阴，名曰阴蚀，小如丝，色白，抑或湿热下注，兼以房事相侵，致阴中蚀烂，名曰蚀疮；三者皆能使人咽干而阴中痛痒。有蚀齿者，生于齿缝齿龈，小如丝发，疼痛难忍，或名齿蛇，或名牙疳，能穿肉入骨。此症本于外感未解，邪火协心火薰灼而成。有小鱼虫者，如盆鱼子初生大小，有两目，有生足者，有无足者，吐出时如

〔1〕䘌（nì 匿）：虫食病。

鱼子动游状，此乃胸气不布，痰饮协木气所生，故肝著症久而不愈，多生红蚀。亦有眼目多坏，有鼠妇虫者，形如小鼠妇，背有鳞甲，色微赤，有头足眼目，吐出能跳跃，此受恶浊异气，酒性郁怒，合化而生。然虫症虽多，而仲师之方，未有不备也。今举小儿疳病治法，意以补土清金，使天气降而热气消，则土润叶茂矣。近医知为疳病，不辨寒热虚实，多用毒药杀虫，而不知其愈杀愈生也。本方用雄黄、葶苈、猪脂、槐枝，主通气行血之品，点药烙之，如打摩之法，去积聚，调气血，点之亦即熏之之法也。后人有神照法，从《内经》马膏桑钩方及此方套出。